核医学医师规范化培训指导用书
核素显像临床应用实例系列丛书

Radionuclide Imaging Used in Urogenital and Neurological Diseases

泌尿生殖与神经系统疾病核素显像临床应用

丛书主编　王　茜　王雪梅

丛书主审　王　铁

分册主编　范　岩　王　茜

分册副主编　王瑞民　张建华　艾　林

北京大学医学出版社

MINIAO SHENGZHI YU SHENJING XITONG JIBING
HESU XIANXIANG LINCHUANG YINGYONG

图书在版编目（CIP）数据

泌尿生殖与神经系统疾病核素显像临床应用 / 范岩，王茜主编 . —北京：北京大学医学出版社，2023.12

ISBN 978-7-5659-3048-5

Ⅰ. ①泌… Ⅱ. ①范… ②王… Ⅲ. ①泌尿生殖系统－泌尿系统疾病－核医学－影像诊断 ②神经系统疾病－核医学－影像诊断 Ⅳ. ① R691.04 ② R741.04

中国国家版本馆 CIP 数据核字（2023）第 228522 号

泌尿生殖与神经系统疾病核素显像临床应用

主　　编：范　岩　王　茜

出版发行：北京大学医学出版社

地　　址：（100191）北京市海淀区学院路 38 号　北京大学医学部院内

电　　话：发行部 010-82802230；图书邮购 010-82802495

网　　址：http://www.pumpress.com.cn

E-mail：booksale@bjmu.edu.cn

印　　刷：北京信彩瑞禾印刷厂

经　　销：新华书店

策划编辑：高　瑾

责任编辑：畅晓燕　　责任校对：靳新强　　责任印制：李　啸

开　　本：889 mm×1194 mm　1/16　印张：10.75　字数：327 千字

版　　次：2023 年 12 月第 1 版　2023 年 12 月第 1 次印刷

书　　号：ISBN 978-7-5659-3048-5

定　　价：88.00 元

编者名单

丛书主编 王　茜　王雪梅

丛书主审 王　铁

主　　编 范　岩　王　茜

副 主 编 王瑞民　张建华　艾　林

工作秘书 佟正灏　常　燕

编　　者（按姓氏笔画排序）

王　芳　华中科技大学同济医学院附属
　　　　武汉儿童医院

王　茜　北京大学人民医院

王　昱　首都医科大学附属北京友谊医院

王　铁　首都医科大学附属北京朝阳医院

王　爽　首都医科大学附属北京同仁医院

王振光　青岛大学附属医院

王雪梅　内蒙古医科大学附属医院
　　　　中国科学技术大学附属第一医院

王雪鹃　北京大学肿瘤医院

王瑞民　中国人民解放军总医院第一医学中心

方　磊　华中科技大学同济医学院附属
　　　　武汉儿童医院

尹立杰　中日友好医院

艾　林　首都医科大学附属北京天坛医院

申　强　北京大学国际医院

兰晓莉　华中科技大学同济医学院附属协和医院

刘志翔　潍坊医学院附属医院

关　乐　首都医科大学宣武医院

米宏志　首都医科大学附属北京安贞医院

孙宏伟　北京大学第一医院

苏玉盛　首都医科大学宣武医院

李　欢　沧州市人民医院

李　眉　首都医科大学附属北京同仁医院

李大成　青岛大学附属医院

杨　彬　沧州市人民医院

杨吉刚　首都医科大学附属北京友谊医院

吴　敏　华中科技大学同济医学院附属
　　　　武汉儿童医院

吴新娜　沧州市人民医院

佟正灏　北京大学第一医院

邸丽娟　北京大学第一医院

宋金龄　北京大学肿瘤医院

张卫方　北京大学第三医院

张安南　北京大学第三医院

张抒欣　首都医科大学附属北京友谊医院

张建华　北京大学第一医院

陈　钊　北京大学第一医院

陈雪祺　北京大学第一医院

范　岩　北京大学第一医院

郑婕铃　福建医科大学附属第一医院

赵晓斌　首都医科大学附属北京天坛医院

郝科技　北京大学人民医院

侯小艳　北京大学第三医院

袁婷婷　北京大学国际医院

殷　雷　北京大学第一医院

高建英　济宁医学院附属医院

常　燕　中国人民解放军总医院第一医学中心

崔永刚　北京大学第一医院

康　磊　北京大学第一医院

董　薇　首都医科大学附属北京安贞医院

董有文　济宁医学院附属医院

覃春霞　华中科技大学同济医学院附属协和医院

阚　英　首都医科大学附属北京友谊医院

缪蔚冰　福建医科大学附属第一医院

颜　珏　中日友好医院

序

核医学影像是现代医学诊疗技术的重要组成部分。随着分子医学的快速发展，核素显像的临床应用也日益增加，并在精准化、个体化医疗中发挥着越来越重要的作用。与此同时，培养更多具有良好岗位胜任能力的核医学专业医师也成为我国医学教育迫切需要解决的问题。由于当今的核医学影像与临床各亚专业学科知识相互交叉、渗透，只有在核医学专业医师知晓相关疾病知识、临床医师了解核医学技术特点的情况下，核医学影像技术才能帮助临床解决更多的疑难问题。

主要针对核医学住院医师培训的微信公众号"核医学住院医规培"在北京医学会核医学分会、中国医学影像技术研究会及中国医师协会核医学医师分会等多个学术团体的支持下创办于2016年。该公众号以定期推送案例的方式对核素显像技术的操作、诊断与临床应用进行具体化培训，至今已推送来自全国40余家优秀教学医院和培训基地的近300个病例，既涵盖了传统核素示踪技术的临床应用，也涉及新设备、新技术的应用热点，形成了比较完整的教学病案体系，为核医学专业医师的毕业后教育提供了素材和教学范本。这些病例不仅受到广大核医学专业医师的喜爱，也吸引了其他专科医师的关注。为了方便核医学专业医师学习在不同系统疾病诊疗中应用核素显像，也便于临床医师了解核素显像在相关专业领域中的应用，我们对微信平台上发表的病例进行了整理、补充和归纳，并按照疾病系统分类为若干分册，以"核素显像临床应用实例系列丛书"的形式出版发行。

本套丛书的参编人员均为来自全国各大教学医院的医疗与教学一线工作者，所提供的临床真实病例在经过编写、加工和凝练后，变成了一份份临床资料完整、图像特征鲜明、知识点清晰的教学案例，成为住院医师专业学习的重要资源。本套丛书力求涵盖核素显像的各分支领域，并通过病例对核素显像所针对的不同临床问题进行逐一介绍，一些病例还展示了具有专业特色医疗单位开展的新技术。每个病例均包括患者病史及检查目的、核素显像检查、病例相关知识及解析，旨在进一步说明技术方法、影像特征、诊断要点及针对的临床问题等。希望本套丛书可同时作为核医学医师专业培训及其他专科医师了解相关核医学技术的参考，并进一步推进核医学技术的临床应用。

王　茜　王雪梅

前　言

　　"核素显像临床应用实例系列丛书"的《泌尿生殖与神经系统疾病核素显像临床应用》分册分为两部分，均包括显像技术篇和临床应用篇。第一部分泌尿生殖系统疾病显像技术篇主要介绍了肾动态显像、肾静态显像、膀胱输尿管反流显像、输卵管显像以及肿瘤显像的原理、方法及正常影像所见；临床应用篇包含 25 个病例，介绍了如何将肾动态显像用于肾功能评价（病例 1 ～ 6）、上尿路引流状况评价（病例 7 ～ 10）、肾血管病变的检出（病例 11 和 12）以及肾动态图像质量控制相关问题（病例 13 ～ 15）。同时对肾静态显像用于泌尿系统感染性疾病的诊断（病例 16 和 17）、输卵管显像用于不孕症的诊断（病例 18）以及正电子发射断层显像 / 计算机断层显像（PET/CT）用于泌尿生殖系统肿瘤的诊断（病例 19 ～ 25）也分别进行了介绍。第二部分神经系统疾病显像技术篇主要介绍了脑血流灌注显像、脑葡萄糖代谢显像、脑肿瘤显像以及脑递质、受体显像的原理、方法及正常影像；临床应用篇介绍了核素显像在脑血管病（病例 26 和 27）、癫痫灶定位（病例 28 ～ 31）、脑退行性病变（病例 32 ～ 35）、脑肿瘤（病例 36 ～ 40）及脑部炎性病变（病例 41 ～ 43）诊疗中的应用情况，此外，还介绍了脑池显像在低颅压综合征（病例 44）以及脑血流灌注显像在脑死亡（病例 45）诊断中的应用。

　　本书汇集了来自 15 家医院的临床真实病例，提供了相关病史及检查目的、核医学检查所见、检查意见、最终临床诊断、病例相关知识及解析和参考文献。每个病例侧重解决不同的临床问题，可帮助年轻医师学习相关临床知识，拓宽知识面，了解如何运用核医学技术帮助临床解决实际问题，并在学习中提升解决疑难疾病的思维和能力。本书在编写过程中，各位编委经过多次修改，已尽全力，但在内容、编排以及文字处理上可能仍有不妥之处，恳请广大读者给予批评指正，以便在修订时加以完善。

范　岩　王　茜

目　录

第一部分　泌尿生殖系统疾病

第二部分　神经系统疾病

▌ 显像技术篇

▌ 临床应用篇

第一部分

泌尿生殖系统疾病

显像技术篇

一、肾动态显像

肾动态显像（dynamic renography）包括肾血流灌注相和肾实质功能相两部分。可显示双肾位置、大小、功能性肾组织形态，也能对肾血流、功能及上尿路的通畅性进行定性评价和定量测定，尤其在判断肾功能方面具有灵敏度高、准确性好的优点。

1. 显像原理

静脉注射经肾小球滤过或肾小管上皮细胞摄取、分泌而不被再吸收的显像剂后，启动 γ 照相机或 SPECT 进行连续动态采集，可获得显像剂经腹主动脉、肾动脉灌注，迅速浓聚于肾实质，随尿液逐渐流经肾盏、肾盂、输尿管并进入膀胱的全过程系列影像。应用感兴趣区（region of interest，ROI）技术对双肾系列影像进行处理，得到显像剂通过肾的时间-放射活性曲线（time-activity curve，TAC）。通过对系列影像及 TAC 的分析，可为临床提供有关双肾血供、实质功能和尿路通畅性等方面的信息。

2. 显像方法

肾动态显像剂分为肾小球滤过型（^{99m}Tc-DTPA）、肾小管分泌型（^{99m}Tc-MAG$_3$、^{99m}Tc-EC 及 ^{131}I-OIH），其中临床以肾小球滤过型最为常用。受检者检查前 30～60 min 饮水 300～500 ml，显像前排空膀胱。取坐位或仰卧位，视野包括双肾和膀胱；肾移植者取仰卧位，探头前置以移植肾为中心。经肘静脉"弹丸"式注射显像剂，同时以每帧 1～2 s 速度，采集 60 s 为肾血流灌注相，随后以每帧 30～60 s 速度，采集 20～30 min 为肾功能动态相，必要时可采集延迟影像。通过 ROI 技术获取双肾血流灌注和实质功能的 TAC，并得到分肾高峰时间、半排时间等肾功能参数。

3. 正常影像

血流灌注相肘静脉"弹丸"式注射显像剂后 9～15 s 腹主动脉上段显影，其后 2 s 左右双肾显影，4～6 s 肾影轮廓显示清楚，并逐渐增浓清晰，此时反映肾内小动脉和毛细血管床的血流灌注，左、右肾影出现的时间差 < 1～2 s。双肾影大小一致，形态完整，放射性分布均匀且对称，双肾峰时差 < 1～2 s，峰值差 < 25%（图 1-1）。

功能动态相静脉注射示踪剂后 1 min 双肾显影，并随时间逐渐增强。2～4 min 肾实质影像最清楚，形态完整，呈蚕豆形，核素分布均匀且对称。随着放射性尿液离开肾实质，肾盏、肾盂处放射性聚集逐渐增高，肾皮质影像开始减弱，随后膀胱逐渐显影、增浓、增大。20～25 min 双肾影基本消退，大部分显像剂清除入膀胱，输尿管一般不显影（图 1-2）。

4. 肾图曲线分析

应用 ROI 技术对双肾系列影像进行处理后得到显像剂通过肾的时间-放射活性曲线即为肾图。正常肾图可分为 a、b、c 三段，每段代表不同意义，双侧肾图曲线基本相似（图 1-3）。

（1）示踪剂出现段（a）：静脉注射显像剂后 10 s 左右曲线出现急剧上升，其高度在一定程度上反映肾的血流灌注量。

（2）示踪剂聚集段（b）：a 段之后斜行上升，一般 3～5 min 达高峰，其斜率和幅度主要反映肾有效血浆流量及肾皮质功能。

（3）示踪剂排泄段（c）：其前部下降斜率与 b 段上升斜率相近，下降至峰值一半所需时间少于 8 min，c 段下降的速率主要反映尿流量的多少，以及包括肾小管在内的上尿路通畅情况。

异常肾图的类型大致包括 7 种：①持续上升型；②高水平延长型；③抛物线型；④低水平延长型；⑤低水平递降型；⑥阶梯状下降型；⑦小肾图（图 1-4）。

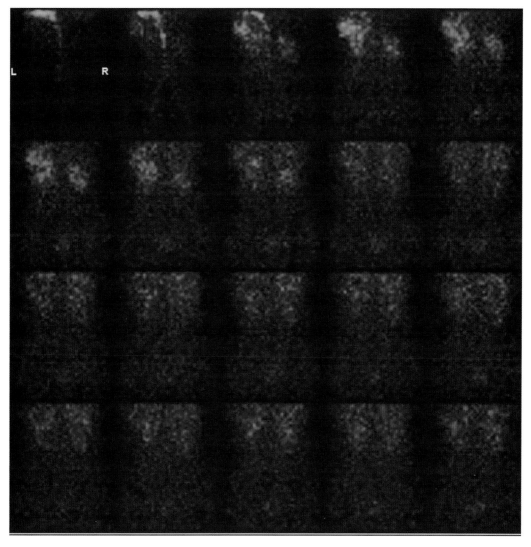

图 1-1　正常人肾动态显像血流灌注相图像

5. 介入试验性肾动态显像

在药物干预状态下进行肾动态显像可提高对病变检出的灵敏度。在肾动态显像基础上引入的介入试验主要有利尿试验（diuretic test）和卡托普利试验（Captopril test）。

（1）利尿试验：通过观察利尿剂注射前后尿路梗阻影像和肾图曲线的变化，来帮助鉴别机械性尿路梗阻（如尿路狭窄、结石、肿瘤等所致）与非机械性梗阻（如单纯尿路局部扩张使张力下降、尿流减缓，或输尿管痉挛导致尿流不畅）。目前临床多采用下列方法，即在常规肾动态显像过程中，若发现尿路梗阻表现，于动态采集 15 ～ 20 min 时静脉注射利尿剂，然后继续采集 10 min。

（2）卡托普利试验：通过观察血管紧张素转换酶抑制剂类药物（如卡托普利）应用前后肾功能的变化来判断肾血管性高血压，并有助于提高诊断的灵敏性与特异性。通常先行常规肾动态显像，次日口服卡托普利 1 h 后再次行肾动态显像。若卡托普利介入后患侧肾功能由正常变为功能受损，或功能受损程度进一步加重，则支持肾血管性高血压诊断。

二、肾静态显像

1. 显像原理

肾静态显像（static renography）又称为肾皮质显像（renal cortical scintigraphy），是利用缓慢通过肾

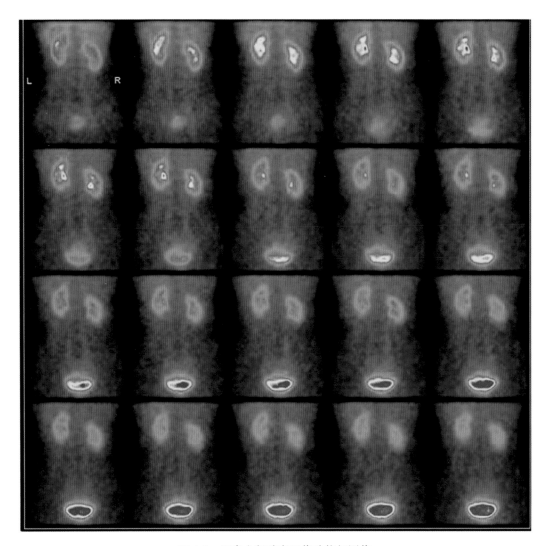

图 1-2　正常人肾动态显像功能相图像

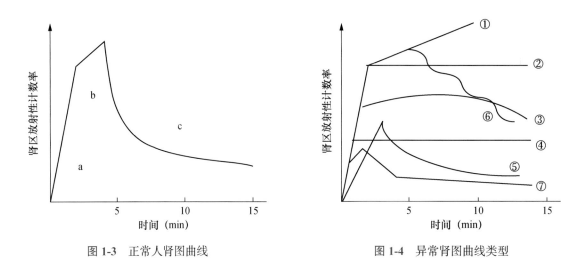

图 1-3　正常人肾图曲线　　　　　　　　　图 1-4　异常肾图曲线类型

的显像剂，显像剂随血液流经肾后分别由肾小管分泌［^{99m}Tc- 二巯基丁二酸（^{99m}Tc-DMSA）］或肾小球滤过［^{99m}Tc- 葡庚糖酸钙（^{99m}Tc-GH）］，其中部分被近曲小管上皮细胞重吸收并与胞质内巯基结合，从而滞留于皮质内较长时间，通过平面显像或断层显像能够清晰显示肾皮质影像，以了解肾的位置、大小、形态与实质功能，并可显示占位病变。

2. 显像方法

受检者一般无须进行特殊准备，检查前排空膀胱。静脉注射显像剂 ^{99m}Tc-DMSA 或 ^{99m}Tc-GH 后 1 ～ 3 h 进行显像，必要时可行延迟 3 ～ 6 h 显像。平面显像时受检者取仰卧位或坐位，探头视野覆盖腹腔及盆腔，常规采集后位影像，必要时加做前位和侧位显像。平面显像病灶显示不清时需加做断层显像。

3. 正常影像

正常肾静态影像双肾呈蚕豆状，轮廓清晰，边缘整齐。双肾纵轴呈"八"字形，位于腰椎两侧，肾门平第 1 ～ 2 腰椎，右肾常较左肾稍低和宽，但短于左肾，大小约为 11 cm×6 cm，两肾纵径差＜ 1.5 cm，横径差＜ 1.0 cm。肾影周边放射性分布较高，肾门区和中心处稍低，两侧基本对称，平均左肾放射性占双肾总放射性的 50.3%±3.8%，右肾占 49.7%±4.0%。

三、膀胱输尿管反流显像

1. 显像原理

膀胱输尿管反流显像是将放射性示踪剂引入膀胱后，通过观察肾、输尿管和膀胱放射性分布变化，判断有无膀胱输尿管反流及其程度，同时可评价膀胱动力学功能，可用于随访尿路感染患者。

2. 显像方法

根据给药途径的不同，分为直接法与间接法。①直接法是将放射性示踪剂（常用 ^{99m}Tc- 硫胶体，剂量 37 MBq）经导尿管直接注入膀胱，通过显像观察膀胱充盈及其后排尿过程中输尿管或肾内有无放射性出现。②间接法作为肾动态显像的一部分，显像结束后嘱受检者不排尿。待肾区和输尿管放射性显著减少时，受检者取坐位，探头后置，分别行常规、憋尿并下腹部加压及排尿动态显像。利用 ROI 技术从动态系列影像中得到膀胱、双肾和双侧输尿管（全程或某段）区的 TAC。

3. 正常影像

（1）直接法：正常时显像过程中仅有膀胱影像。一旦输尿管或肾区内出现放射性影像，即可确定存在膀胱尿液反流。

（2）间接法：正常时肾和输尿管影像进一步减弱，相应 TAC 呈进行性下降。若肾和（或）输尿管有明显放射性增加或 TAC 呈上升表现，提示存在尿液反流。

四、输卵管显像

1. 显像原理

向子宫腔内缓慢注入高锝酸盐（^{99m}TcO$_4^-$）或锝标记人血清聚合白蛋白（^{99m}Tc-MAA）37 MBq/1 ml 并动态采集影像时，子宫腔在保持无压力状态下，显像剂完全依靠子宫的收缩、输卵管的蠕动及纤毛的摆动等通过输卵管。根据卵巢部位放射性药物出现的时间及卵巢部位与子宫腔的放射性比值，结合随后的加压注射显像剂动态显像，可判断输卵管是否通畅及通畅输卵管的功能损伤程度。

2. 显像方法

受检者月经干净后第 3 ～ 5 天进行检查。受检者取截石位，常规消毒，检查子宫位置，经阴道插入 B 型 12 Fr 5 ml 子宫造影通水管至子宫腔，由侧管注入 1 ～ 2 ml（平均 1.2 ml）生理盐水充盈球囊，下拉堵塞子宫颈内口后，按下述条件显像。①不加压动态显像：受检者仰卧，采集矩阵 128×128，放大倍数 2，探头中心对准双侧髂前上棘连线与腹白线交点下 1 cm，视野包括子宫、输卵管及卵巢。自 12 Fr 子宫造影通水管内注射 ^{99m}TcO$_4^-$ 37 MBq/1 ml，同时启动 SPECT，以每帧 2 s×30 帧及每帧 1 min×30 帧行前位动态显像。②加压动态显像：不加压动态显像持续动态观察 30 min 后，若双侧卵巢部位任一侧出现显影欠佳或向周围弥散欠佳，则经 12 Fr 子宫造影通水管缓慢加压（推注压力可达 8 ～ 25 kPa），注射经生理盐水稀释的 ^{99m}TcO$_4^-$ 37 MBq/10 ml 入宫腔，同时以每帧 5 s×30 帧行前位动态显像，观察卵巢部位及周围放射性聚集和弥散情况。③动态显像结束，行前位静态显像，矩阵 256×256，放大倍数 2。显像结束，抽取子宫内潴留液量并记录。拔管后再行前位静态显像。

3. 正常影像

放射性核素在无压力状态下注入宫腔后 8 s 内卵巢部位清晰显影，且分侧卵巢部位与子宫的最高计数率比值大于 0.38。

五、肿瘤显像

1. ^{18}F- 氟代脱氧葡萄糖（^{18}F-FDG）PET/CT 显像

葡萄糖代谢显像（glucose metabolism imaging）是核医学代谢显像中最常用、最经典的显像方法。^{18}F-FDG 是临床上应用最多的肿瘤代谢显像剂。由于恶性肿瘤的异常增殖并具有旺盛的糖酵解，因此 ^{18}F-FDG 肿瘤代谢显像具有一定的基本特征，即肿瘤病灶处出现异常增高，并且持续存在 ^{18}F-FDG 摄取，摄取增高程度与肿瘤的分化、大小和所处肿瘤增殖周期的不同阶段密切相关。^{18}F-FDG 用于诊断肿瘤时，能够根据肿瘤活性对其进行分级、分期；依据肿瘤对 ^{18}F-FDG 摄取的基本影像特征，结合半定量分析、病灶形态和位置以及放射性的时相变化，可以对恶性肿瘤进行诊断与鉴别诊断。

^{18}F-FDG 是葡萄糖类似物。静脉注射 ^{18}F-FDG 后，在葡萄糖转运蛋白的帮助下通过细胞膜进入细胞，细胞内的 ^{18}F-FDG 在己糖激酶（hexokinase）作用下磷酸化，生成 6-P-^{18}F-FDG，由于 6-P-^{18}F-FDG 的葡萄糖 2- 位碳原子上的羟基被脱掉氧，不能进一步代谢而滞留在细胞内达几小时。在葡萄糖代谢平衡状态下，6-P-^{18}F-FDG 滞留量大体上与组织细胞葡萄糖消耗量一致。因而 ^{18}F-FDG 能反映体内葡萄糖利用状况。

葡萄糖为组织细胞能量的主要来源之一，绝大多数恶性肿瘤细胞具有高代谢特点，特别是其分裂增殖比正常细胞快，能量消耗相应增加，需要葡萄糖的过度利用，其途径是增加细胞膜葡萄糖转运蛋白的数量和糖代谢通路中主要调控酶如己糖磷酸激酶、6- 磷酸果糖激酶、丙酮酸脱氢酶的活性。因此，肿瘤细胞内可积聚大量 ^{18}F-FDG，经 PET 显像可显示肿瘤的部位、形态、大小、数量及肿瘤内的放射性分布。肿瘤细胞的原发灶和转移灶具有相似的代谢特性，一次注射 ^{18}F-FDG 能方便地进行全身显像，这对于了解肿瘤的全身累及范围具有独特价值。

2. ^{68}Ga-PSMA 显像

前列腺特异性膜抗原（prostate-specific membrane antigen，PSMA）是一种 II 型跨膜糖蛋白，由 3 个结构域组成，共含有 750 个氨基酸，其中膜内段 19 个，跨膜段 24 个，膜外段 707 个，分子量约为 100 kDa。PSMA 正常表达于前列腺上皮细胞，在唾液腺、肾、十二指肠等器官也存在正常表达。而对于前列腺癌及某些实体肿瘤（如结肠癌、乳腺癌、肾癌及膀胱癌）的新生血管 PSMA 表达显著增高，其表达量与肿瘤的分化程度、转移倾向以及对激素治疗的敏感性等均显著相关。2017 年 Afshar-Oromieh A 等[1] 公开发表了目前应用最为广泛的 PSMA 正电子显像剂 ^{68}Ga-PSMA-11 的研究成果。该显像剂生物半衰期短，在非靶组织内清除速度快，肿瘤靶 / 本底比值明显高于此前的显像剂，因此该显像剂不仅对前列腺癌原发病变具有良好的显示效果，对于隐匿的微小转移的检出也非常灵敏。基于上述优势，^{68}Ga-PSMA-11 顺利完成了临床转化，并在监测前列腺癌复发和评价疗效方面体现了良好的诊断效能。

参考文献

［1］Afshar-Oromieh A，Holland-Letz T，Giesel FL，et al. Diagnostic performance of ^{68}Ga-PSMA-11（HBED-CC）PET/CT in patients with recurrent prostate cancer：evaluation in 1007 patients. Eur J Nucl Med Mol Imaging，2017，44（8）：1258-1268.

（张建华）

临床应用篇

I. 肾功能评价

病例 1 | 肾动态显像评价慢性肾功能不全

病史及检查目的

患者男性，60岁，慢性肾功能不全10年余，近期实验室检查示：肌酐187 μmol/L（参考值70～133 μmol/L），尿酸121 μmol/L（参考值90～360 μmol/L），尿素3.2 mmol/L（参考值1.8～7.1 mmol/L）。B超提示：左肾动脉狭窄（＞70%），左肾体积缩小。既往9岁曾患肾炎；经皮冠状动脉介入（PCI）术后10年余；高血压病史数年，药物控制，目前血压133/78 mmHg。为进一步评价肾功能情况行肾动态显像（病例图1-1和1-2）。

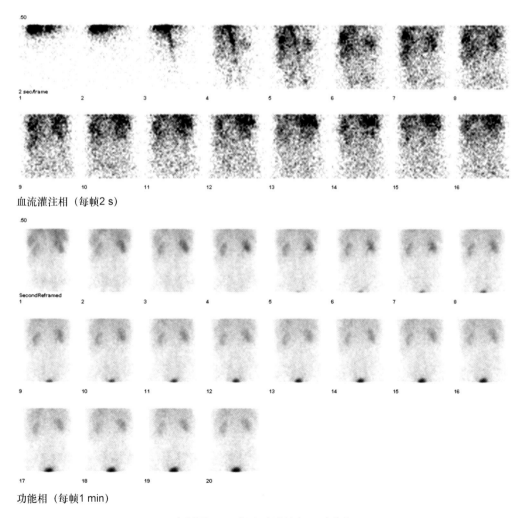

血流灌注相（每帧2 s）

功能相（每帧1 min）

病例图 1-1　肾血流灌注相＋功能相

7

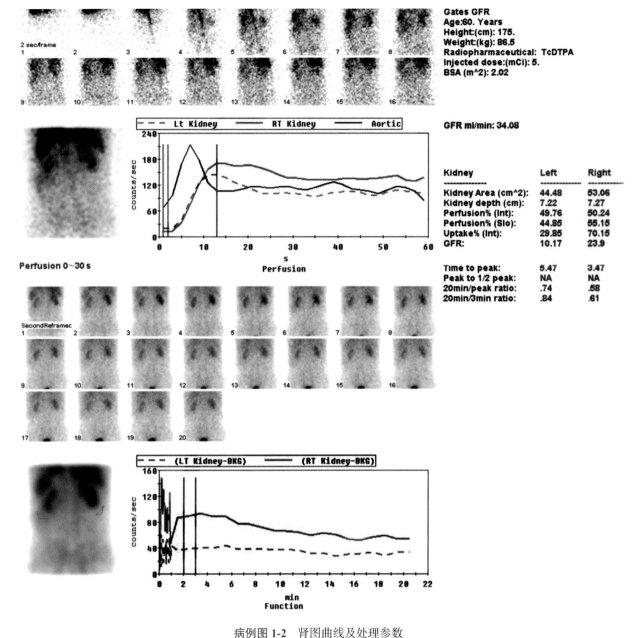

病例图 1-2　肾图曲线及处理参数

肾动态显像

检查方法：当日患者正常饮食，注射显像剂前 30 min 饮水 300 ～ 500 ml，检查前排空膀胱；受检者采取仰卧位，进行后位采集，视野包括双肾和膀胱。肘静脉"弹丸"式注射显像剂 ^{99m}Tc-DTPA 185 MBq，同时启动 SPECT 行连续动态采集。采集分为两个时相：第 1 时相为快动态采集（动脉灌注相），每帧 2 s，共采集 1 min；第 2 时相为慢动态采集（功能相），每帧 1 min，共采集 20 min。采集条件：低能高分辨平行孔准直器，能峰 140 keV，窗宽 20%，矩阵 64×64。图像处理：应用专用处理软件及感兴趣区（ROI）技术，获取双肾血流灌注和功能曲线及相关定量参数。

检查所见：血流灌注相中腹主动脉上段显影约 6 s 后双肾开始显影，双肾影像较淡，轮廓不清，左肾为著。功能相见双肾显影影像略小，位置、形态正常；双肾影像较淡，皮质清除显像剂速率缓慢，左肾为著；至显像结束时，双侧肾盏肾盂内未见显像剂滞留。肾图曲线示：左肾图 a 段矮小，未见明显 b 段，曲线呈低水平递减型；右肾图 a 段高度减低，b 段上升斜率减低，c 段下降缓慢。20 min 清除率

（C_{20}）：左肾 16%，右肾 29%（参考值 ≥ 40%）。标化后肾小球滤过率（glomerular filtration rate，GFR）（ml/min）：左肾 9，右肾 20，总肾 29（总肾参考值 ≥ 68）。

检查意见：左肾血流灌注差，功能重度受损；右肾血流灌注减低，功能中度受损；双侧上尿路引流未见不畅。

病例相关知识及解析

肾功能的评估包括多个方面。肾小球的主要功能是滤过，评价其滤过功能的主要客观指标为肾小球滤过率（GFR），即单位时间从肾滤过的血浆的毫升数。GFR 是最能反映整体肾功能的指标，GFR 下降是进展性肾病的标志。准确评估 GFR 对早期发现肾功能不全、判断慢性肾衰竭患者的病情、调整经肾代谢药物的剂量等方面具有重要临床意义。慢性肾病是指存在肾损伤或肾功能减退至少 3 个月，其中肾功能减退就是指 GFR 下降。

GFR 不能直接测定，只能通过检测对某种标志物的清除率进行测定。临床上用于估算 GFR 的方法有多种，包括内源性和外源性标志物。

菊粉是一种生理惰性物质，经肾小球可自由滤过，并且在肾中不分泌、不重吸收、不合成也不代谢。菊粉清除率被认为是评估 GFR 的"金标准"，但由于货源短缺、价格昂贵且难以检测、需要持续静脉输注、多次采血并留置导尿管，测定方法十分繁琐，不适于临床推广应用。

内源性标志物中血尿素氮（blood urea nitrogen，BUN）是最早用于估算 GFR 的指标。BUN 主要经肾小球滤过，当肾小球滤过功能减退时，血中 BUN 浓度升高，因此测定血中 BUN 可粗略估算 GFR。但 BUN 经肾小球滤过后会有部分被肾小管重吸收，因此其清除率较实际 GFR 值低。此外，高蛋白饮食、肾血流量、消化道出血、发热、感染、创伤等因素均会影响血中 BUN 浓度，因此很少单独用 BUN 评估 GFR。

血清肌酐也是估算 GFR 的内源性标志物之一，但由于以下几点原因使得肌酐并非评估 GFR 的准确指标：一是血清肌酐水平受患者年龄、性别、种族、肌肉活动、饮食中肉类摄取量的影响；二是肌酐除了经肾小球滤过外，还可经肾小管分泌，其分泌量随肾功能的减退而增加；三是血清肌酐还可由肠道过度增殖的菌群降解，产生肾外排泄。

内生肌酐清除率（endogenous creatinine clearance rate，Ccr）是临床估算 GFR 的常用指标。其公式为：Ccr（ml/min）= 尿肌酐浓度（μmol/L）× 每分钟尿量（ml/min）/ 血肌酐浓度（μmol/L）。由于肾具有强大的储备功能，当 GFR 下降不超过 1/2 时，血肌酐、BUN 仍可维持在正常范围，而此时 Ccr 已明显下降，因此 Ccr 是较早反映 GFR 的敏感指标。但由于肌酐也被肾小管分泌，因此测得的 Ccr 会高估 GFR。另外，从上述测量公式中可知 Ccr 测定需要多次留取尿液和采集血液标本，操作略显复杂。

由于上述各种标志物测量各有其不足之处，自 20 世纪 70 年代起，人们相继总结了一些公式，主要依据血肌酐水平，同时结合患者年龄、性别、种族、身高、体重等因素，简便估算 GFR。这些公式包括 Cockcroft-Gault 方程、肾病膳食调整（Modification of Diet in Renal Disease，MDRD）方程、慢性肾病流行病学合作（Chronic Kidney Disease Epidemiology Collaboration，CKD-EPI）方程等，在 https：//nephron.Com/mdrd/default.html 和 https：//www.kidney.org/professionals/kdoqi/gfr_calculator.cfm 等网站可帮助使用上述方程估算 GFR。其中 MDRD、CKD-EPI 方程是临床最常用的公式。但当 GFR 正常或轻度下降时，CKD-EPI 方程更具有优势。另外，上述方程分别是从肾功能正常者或者肾病患者等不同的人群中开发，同时也是以血清肌酐水平为依据，因此应用上述方程时需要考虑到相关因素的影响。

除了以上 GFR 估算方法外，还可通过放射性物质的清除率测定 GFR。其中 ^{51}Cr-EDTA 血浆清除率被认为是准确性仅次于菊粉清除率的 GFR 测定方法。研究表明 ^{99m}Tc-DTPA 血浆清除率与 ^{51}Cr-EDTA 血浆清除率具有较高的一致性，且准确性要高于 MDRD 和 CKD-EPI 方程[1]。因此 ^{99m}Tc-DTPA 双血浆法被美国核医学协会推荐作为测定 GFR 的方法。

^{99m}Tc-DTPA 肾动态显像是评价肾功能的非常灵敏的方法。^{99m}Tc-DTPA 是一种几乎全部被肾小球滤过而不被肾小管重吸收和分泌的药物，测定其清除率能准确反映 GFR。^{99m}Tc-DTPA 肾动态显像利用 Gates 法估算 GFR。Gates 法是以双肾为感兴趣区，计算双肾摄取率，再以 Gates 方程估算 GFR。该法与 ^{99m}Tc-DTPA 双血浆法具有较高的相关性和一致性，虽然准确性低于后者，但由于 ^{99m}Tc-DTPA 肾动态显像 Gates 法耗时短、可同时评价总肾和分肾功能、重复性好、无须采集血尿标本，因此目前在临床中应用越来越广泛。

但在临床应用中需要注意，^{99m}Tc-DTPA 肾动态显像 Gates 法估算 GFR 适用于轻、中度肾功能不全患者 GFR 的评估。在重度肾功能不全患者中，其测量结果的准确性较差，原因可能是重度肾功能不全患者存在不同程度肾萎缩，导致肾和体表的距离与实际值存在一定误差。此外，Gates 方程估算 GFR 还存在诸多影响因素，主要包括以下几方面：①患者检查前是否充分饮水、饮食水化，是否有脱水状态，患者身高、体重是否准确；②注射显像剂部位是否有放射性外漏；③肾 ROI 勾画是否准确，是否避开邻近肝、脾等部位的放射性计数，本底的扣除是否适当；④肾位置存在异常的患者，采集体位及肾脏深度可能需要校正。

^{99m}Tc-DTPA 肾动态显像可用于慢性肾功能不全患者的肾功能评价，具有无创性、简单、同时评价总肾及分肾功能的特点。

参考文献

[1] Dias AH，Pintao S，Almeida，et al. Comparison of GFR calculation methods：MDRD and CKD-EPI vs.（99m）Tc-DTPA tracer clearance rates. Scan J Clin Lab Invest，2013，73（4）：224-228.

（邸丽娟　范　岩）

病例 2　肾动态显像中的"倒相"

病史及检查目的

患者男性，63 岁，因超声发现"双肾动脉狭窄"就诊。既往高血压病史 30 余年，口服贝那普利（洛汀新）治疗，平时血压控制平稳。实验室检查：血肌酐 97.3 μmol/L（参考值 44 ~ 133 μmol/L），尿酸 294 μmol/L（参考值 150 ~ 420 μmol/L），尿素 6.1 mmol/L（参考值 1.8 ~ 7.1 mmol/L）。尿常规：蛋白质（微量）。超声提示：左肾动脉主干内径 4.0 mm，左肾动脉最大流速 1.3 m/s，阻力指数（RI）0.72；右肾动脉主干内径 4.0 mm，右肾动脉最大流速 1.5 m/s，RI 0.58；考虑双肾动脉轻度狭窄；腹部超声未见异常。为进一步了解分肾功能情况，行肾动态显像检查（病例图 2-1 和 2-2）。

肾动态显像

检查所见：快动态血流灌注相中见腹主动脉显影 2 s 后双肾开始显影，右肾影像清晰，左肾显影时间略延迟，影像略淡。慢动态肾功能相，双肾位置、大小正常，注射显像剂后 2 ~ 3 min 时，肾皮质影像较清晰，左肾影像较右肾略淡；随着时间延长，双肾皮质影像未见消退，影像逐渐增浓，肾大小轮廓未见明显缩小，呈"倒相"表现；显像过程中双肾盏、肾盂内未见显像剂填充，膀胱未见显影。肾图曲线示：a 段基本正常（左侧稍低），b 段上升斜率减低，曲线呈持续缓慢上升型，未见下降的 c 段。20 min 清除率（C_{20}）：左肾-88%，右肾-61%。标化后 GFR：左肾 32 ml/min，右肾 40 ml/min，总肾 72 ml/min。

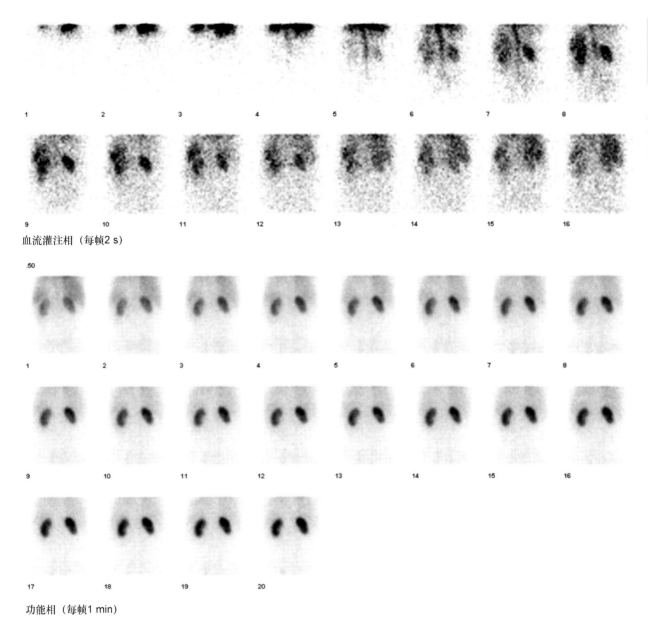

血流灌注相（每帧2 s）

功能相（每帧1 min）

病例图 2-1　肾动态显像：血流灌注相及功能相

　　检查意见：①左肾血流灌注轻度减低，右肾血流灌注基本正常；②双肾功能轻度受损；③因皮质清除缓慢，无法判断双侧上尿路引流情况。

病例相关知识及解析

　　肾动态显像所用的显像剂分为肾小球滤过型及肾小管分泌型，前者常用药物为 ^{99m}Tc-DTPA，后者主要有 ^{99m}Tc-MAG$_3$、^{99m}Tc-EC、^{131}I-OIH，国内以 ^{99m}Tc-DTPA 应用最为广泛。通过"弹丸"式注射能够快速经肾小球滤过或肾小管上皮细胞分泌而不被重吸收的肾显像剂进行连续的泌尿系统动态显像，可观察到显像剂通过腹主动脉、肾动脉、肾实质和输尿管到达膀胱的一系列动态影像。对所获得的动态影像进行处理和分析，能够判断肾的血流灌注、肾功能变化和上尿路梗阻情况，同时还能观察肾的位置、大小、形态及有无占位病变和周围大血管病变的一些信息。

　　在本病例肾动态显像的功能相图像中，双肾因功能受损出现"倒相"表现。正常情况下，注射显像剂后 2～4 min 时双肾皮质内放射性计数达到高峰，肾影清晰完整；随着显像剂由肾皮质向肾盂、肾盏

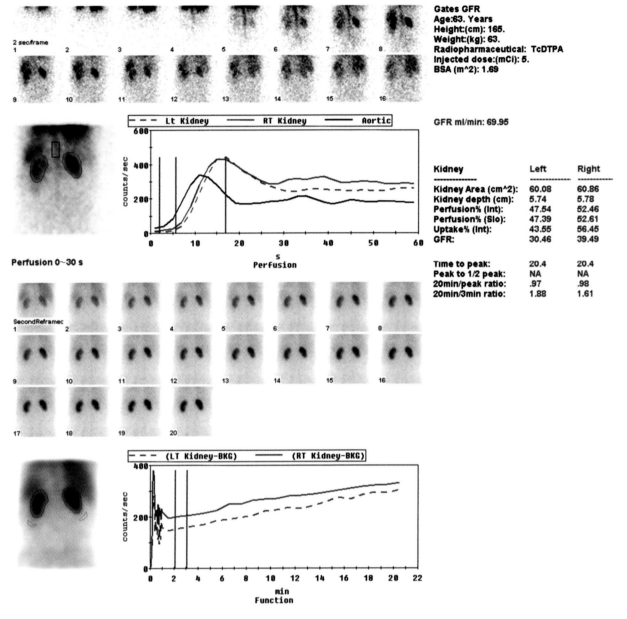

病例图 2-2　肾动态显像：处理后图像及相关参数

内排泄，并进入输尿管、膀胱，在随后的动态影像中，双肾皮质影像会逐渐减淡、消退，同时肾盏、肾盂出现放射性填充，膀胱显影并增浓。而所谓"倒相"，是肾实质影像的变化不是减淡、消退，而是逐渐增浓，呈现出与正常肾皮质相反的影像表现。出现倒相的原因主要是皮质滤过功能减低，肾实质平均通过时间（mean transit time，MTT）延长。MTT 的评价方法有多种，除了图像上表现的"倒相"外，还有达峰时间、R20 min/3 min（20/3 min 计数比值）[1-3]。本病例中，双肾功能受损除了"倒相"外还有其他表现，比如肾图曲线上 b 段上升斜率减低，未见下降的 c 段，曲线呈持续缓慢上升表现。该患者临床诊断为双肾动脉狭窄，本病会造成肾血流减少，滤过率下降，肾动态显像的结果提示该患者已出现肾功能受损的早期表现。另外，由于患者双肾功能受损，皮质清除极缓慢，在检查的 20 min 期间没有足够的显像剂排泄进入集合系统，因此也就无法判断双侧上尿路引流情况。

　　有两点需要注意：①不要把"倒相"的肾影误认为是集合系统内滞留的显像剂而做出上尿路梗阻的判断，这点只要经过仔细观察和分析是可以进行鉴别的。"倒相"时，显像剂聚集的部位是在肾皮质，且显像过程中肾影消退缓慢、肾影缩小不显著；而上尿路梗阻的患者，滞留的显像剂是位于肾盏、肾盂内，同时肾皮质的影像会逐渐变淡、轮廓逐渐缩小。②本病例中，患者的双肾 GFR 值大致正常，似乎与功能受损的结果有矛盾。这里要说明的是肾动态显像 GFR 值的计算采用 Gates 公式法，主要是选择第 2 ～ 3 min 时的图像勾画肾感兴趣区，得到放射性计数后利用拟合公式得到 GFR 值，由此可见对 GFR 计算有影响的主要是 5 min 以内的图像，而之后肾皮质的消退情况仅从计算出的 GFR 值是不能评价的。这也是肾动态显像 Gates 公式法计算 GFR 值的一个局限性，我们一定要结合检查的全部动态图像以及时间–放射性计数曲线来综合分析。

综上所述，"倒相"是肾功能受损早期的一种特殊表现，本质是肾皮质滤过功能减低，显像剂通过肾皮质时间延长，需要与上尿路梗阻鉴别；评价肾功能一定要结合定量参数和动态图像、时间–放射性计数曲线综合分析。

参考文献

[1] Russell CD，Japanwalla M，Khan S，et al. Techniques for measuring renal transit time. Eur J Nucl Med，1995，22（12）：1372-1378.

[2] Fine EJ，Li Y，Blaufox MD. Parenchymal mean transit time analysis of ^{99m}Tc-DTPA captopril renography. J Nucl Med，2000，41（10）：1627-1631.

[3] Neal DE，Simpson W，Bartholomew P，et al. Comparison of dynamic computed tomography，diuresis renography and DTPA parenchymal transit time in the assessment of dilatation of the upper urinary tract. Br J Urol，1985，57（5）：515-519.

（邸丽娟　范　岩）

病例 3　肾移植供体肾功能评价

病史及检查目的

患者女性，51 岁，欲作为肾移植供体供肾给其子。平素体健，无特殊病史。实验室检查：血肌酐 93 μmol/L（参考值 70 ～ 133 μmol/L），尿素 3.5 mmol/L（参考值 1.8 ～ 7.1 mmol/L），Ccr 107 ml/min（参考值 80 ～ 120 ml/min）。腹部超声检查：双肾未见明显异常。为进一步了解分肾功能行 ^{99m}Tc-DTPA 肾动态显像检查（病例图 3-1 和 3-2）。

肾动态显像

检查所见： 肾血流灌注相见腹主动脉上段显影 2 s 后双肾显影，左肾影像略欠清晰，右肾影像清晰。功能相：双肾显影，位置、大小、形态正常。双肾实质影像逐渐增浓，至第 3 min 时双肾实质影像最清晰，左肾实质影像略淡于右肾。随着时间延长，双肾实质影像逐渐减淡。右肾实质放射性减淡速率正常，左肾实质放射性减淡速率略缓慢；双肾盂内逐渐出现放射性，膀胱影逐渐增浓、增大。至 20 min 显像结束时，双侧肾盏、肾盂内未见显像剂滞留。肾图曲线示：左肾图 a 段轻度减低，b 段上升斜率轻度减低，c 段下降正常；右肾图 a、b、c 段均正常。C_{20}：左肾 42%，右肾 42%（参考值 ≥ 40%）。标化后 GFR（ml/min）：左肾 28，右肾 40，总肾 68（总肾参考值 ≥ 68）。

检查意见： 左肾血流灌注轻度减低，功能轻度受损；右肾血流灌注和功能正常；双侧上尿路引流通畅。

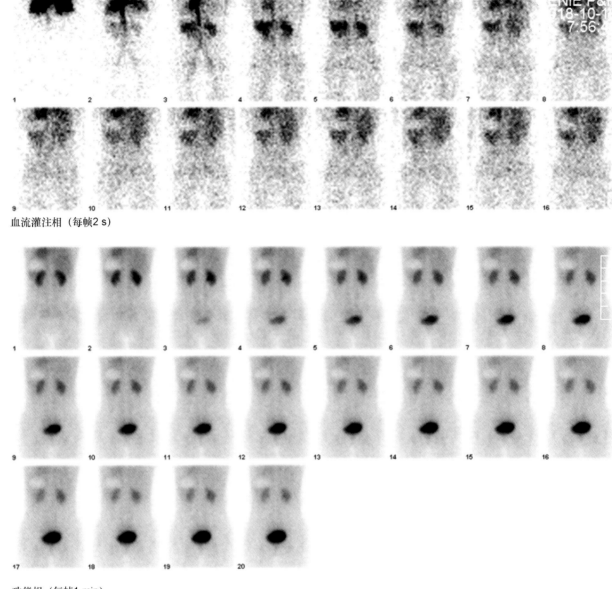

血流灌注相（每帧2 s）

功能相（每帧1 min）

病例图 3-1　肾血流灌注相及功能相

临床随访结果

经临床综合评估，最终未进行供肾。

病例相关知识及解析

肾移植（kidney transplantation）手术是提高终末期肾病患者生存质量的重要手段。活体供肾是有效解决肾移植供体短缺现状的有效途径，与接收死亡供者移植物相比，活体供肾具有显著的移植物和患者生存优势。

肾移植活体供体安全和供肾质量保证是开展活体供肾移植手术的重要条件。美国器官获取和移植网络（Organ Procurement and Transplantation Network，OPTN）要求，在捐赠之前，需要对供者进行包括实验室和影像学检查等多方面评估，其中明确指出测定肾功能时，可以采用同位素方法检测肾小球滤过功能或 24 h 尿液收集计算肌酐清除率[1]。

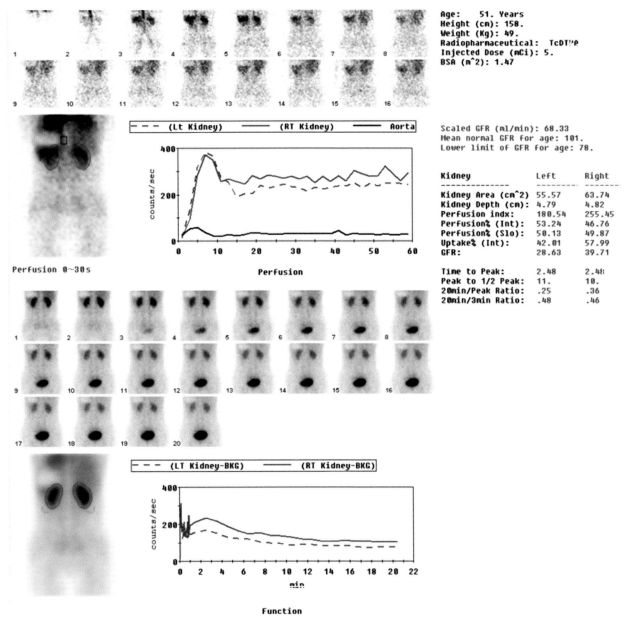

病例图 3-2　肾图曲线及处理参数

　　肾移植术前需要对供体进行肾解剖及功能方面的检查。影像学技术如 CT 血管成像、磁共振血管成像可准确评估肾解剖情况，包括肾大小、均一性，有无囊肿、包块、结石或其他结构缺陷，了解肾血管的解剖和毗邻关系，以帮助确定最适合捐赠的肾，是选择手术方式的重要参考依据。但上述影像技术无法对活体供肾功能，特别是分肾功能进行准确评价。

　　核素肾动态显像是无创性肾功能评价的主要方法，尤其可对分肾功能进行评估，对供体的筛选和供肾选择具有指导意义，既能保证供体安全，也有利于提高肾移植成活率[2-3]。通过肾动态显像，有助于发现某一分肾功能轻度受损而总肾功能尚正常的情况，这种情况的实验室肾功能检测指标也常在正常范围内，这部分供体志愿者是不适于进行供肾的。当双肾功能均正常，但左、右肾功能存在差异时，在选择供肾时需要参考此信息，为保证供者术后的肾功能，一般情况下会选择功能较低的肾作为供肾。总之，99mTc-DTPA 肾动态显像可以了解双肾大小、位置、形态等解剖信息，更重要的是可以无创性评价总肾及分肾功能，为供体和供肾的选择提供参考依据，为供肾活体安全和提高供肾质量提供重要保证。

参考文献

［1］ OPTN（Organ Procurement and Transplantation Network）/UNOS（United Network for Organ Sharing）. OPTN Policies，Policy 14：Living Donation.https：//optn.transplant.hrsa.gov/ContentDocuments/OPTN_Policies.pdf（Accessed on February 07，2014）.

［2］ 赵修义，邵亚辉，田俊，等 . ^{99m}Tc-DTPA 肾动态显像在评价活体供肾者肾小球滤过率中的应用 . 中华器官移植杂志，2010，21（8）：481-484.

［3］ 方佳丽，陈正，潘光辉，等 . ^{99m}Tc-DTPA 肾动态显像评估活体供肾功能 . 中华泌尿外科杂志，2008，29（1）：31-34.

（邱丽娟　范　岩）

病例 4　肾前倾对肾功能评价的影响

病史及检查目的

患者男性，42 岁，欲作为肾移植供体供肾给其弟。平素体健，无特殊病史。近期实验室检查示血肌酐、尿素均正常。为进一步评估分肾功能行肾动态显像检查。

肾动态显像

检查方法： 患者取坐位，"弹丸"式静脉注射显像剂 ^{99m}Tc-DTPA 185 MBq 后，即刻开始后位平面图像采集。采集条件同常规肾动态显像。获得双肾血流灌注相及功能相动态序列影像（病例图 4-1），并经计算机处理后获得肾图曲线及功能参数（病例图 4-2）。

检查所见： 双肾血流灌注影像正常。左肾位置、大小正常，左肾皮质清除显像剂速率正常。右肾位置略偏低，大小尚可，右肾影像较左肾淡，皮质清除显像剂速率稍减低。注射显像剂后 20 min，双肾盂、肾盏内未见显像剂滞留。左肾图曲线 a、b、c 三段均正常；右肾图曲线 a 段正常，b 段斜率稍减低，c 段下降正常。20 min 清除率（C_{20}）：左肾 42%，右肾 53%（参考值≥40%）。GFR 值（ml/min）：左肾 42，右肾 30，总肾 72（总参考值≥68）。

考虑到右肾位置偏低，影像略淡，为进一步了解右肾情况，随后加做了双肾侧位像。侧位显像示，左肾位置正常，右肾下极位置明显前倾（病例图 4-3）。根据侧位像所测肾脏深度（6.9 cm），对右肾 GFR 进行深度距离校正，校正后右肾 GFR 由原来的 30 ml/min 提高到 34 ml/min（病例图 4-4）。

检查意见： 双肾血流灌注和功能正常，双侧上尿路引流通畅。右肾位置前倾。

临床随访结果

经全面评估及配型，供出右肾给其弟。供者术后恢复良好，术后半年复查肾功能实验室指标均正常。

病例相关知识及解析

肾动态显像是评价肾动态的有效方法，该方法简单便捷、快速无创，已在临床上广泛应用，特别是在分肾功能的评价上具有明显优势。利用肾小球滤过型显像剂（如 ^{99m}Tc-DTPA）进行肾动态显像，可以计算总肾及分肾的肾小球滤过率（GFR）。肾动态显像的 GFR 计算采用的是 Gates 公式法，具体公式

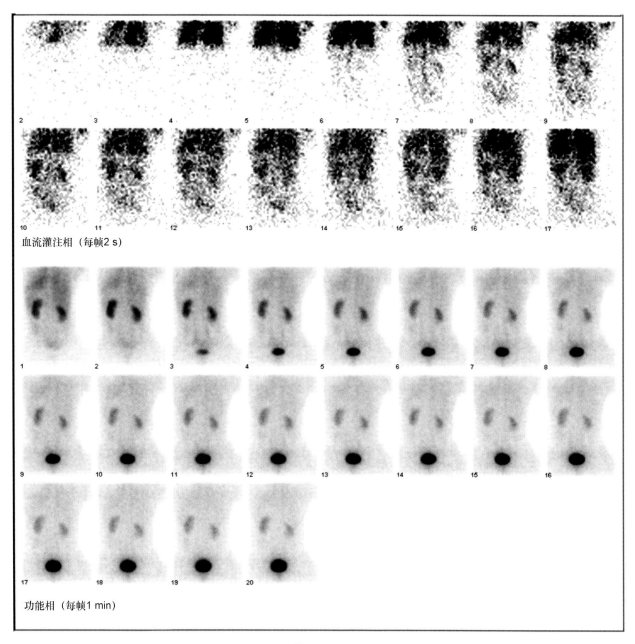

血流灌注相（每帧2 s）

功能相（每帧1 min）

病例图 4-1　^{99m}Tc-DTPA 肾动态显像

如下：

$$总肾\ GFR（ml/min）= 9.81270 \times \dfrac{\dfrac{左肾净计数率}{e^{-\mu YL}} + \dfrac{右肾净计数率}{e^{-\mu YR}}}{注入体内的总计数率} \times 100 - 6.82519$$

分肾 GFR（ml/min）= 总肾 GFR × （分肾净计数率 / 双肾净计数率）

式中 μ = 0.153，为 ^{99m}Tc 在组织内的衰减系数；YL 和 YR 分别为左、右肾脏深度，可根据身高和体重利用 Tonnesen 公式推算得到。

在肾动态显像对 GFR 值的估算中存在一些影响因素，肾脏深度是其中之一。肾脏深度是指肾脏中心到后背体表的距离，射线通过这段距离会产生组织衰减，在计数肾脏计数值时必须进行校正。由 Gates 公式可以看出，肾脏深度一旦被低估，会使 GFR 计算值偏低。常规肾动态显像的图像为后位平面

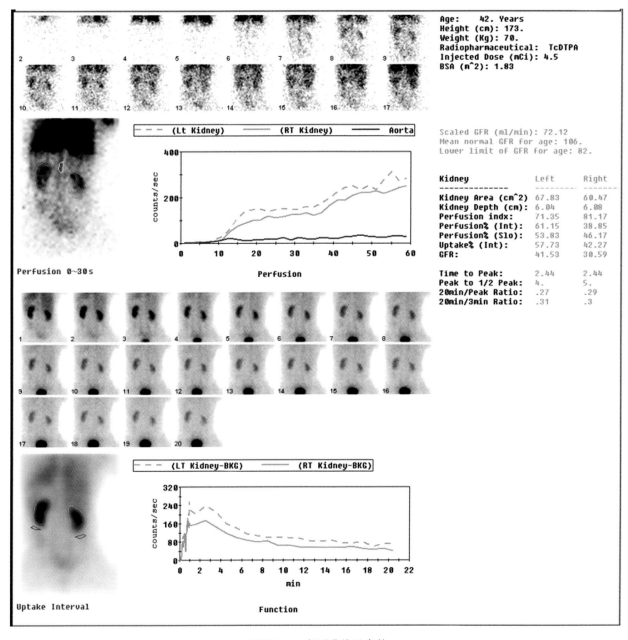

病例图 4-2　肾图曲线及参数

像，无法直接测量肾脏深度，现常规采用 Tonnesen 公式根据受检者的身高和体重来推算肾脏深度，计算公式如下：

$$左肾深度 = 13.2 \times 体重（kg）/ 身高（cm）+ 0.7$$
$$右肾深度 = 13.3 \times 体重（kg）/ 身高（cm）+ 0.7$$

利用此公式计算出的肾脏深度只能反映人群中肾常规位置的深度，若肾出现前倾或位置偏前，此公式计算出的深度会比实际深度要小，GFR 值也随之被低估，这时需要实测肾脏深度，对 Gates 公式进行校正[1]。本例患者就是由于右肾前倾，导致计算出的右肾 GFR 值低于正常。该患者 Tonnesen 公式计算出的右肾深度为 6.08 cm，在侧位显像中的实际测量深度为 7.0 cm，经校正后，GFR 值提高至 34 ml/min，为正常。

肾脏深度的改变对肾动态显像中 GFR 值计算的影响是很明显的，因此在临床工作中，怀疑肾位置有异常时，应加做侧位显像或者结合超声、CT 等提供的肾位置和形态信息，及时进行校正和调整，以提高肾动态显像对 GFR 测量的准确性。

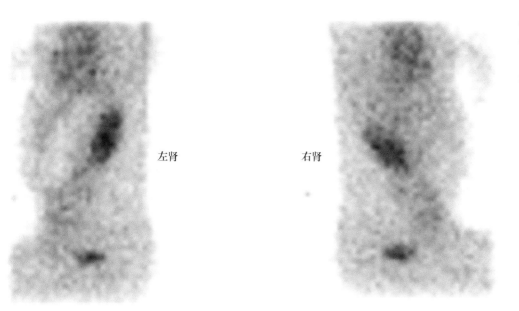

病例图 4-3　肾侧位显像（左图为左肾侧位像，右图为右肾侧位像）

左肾　　　　　右肾

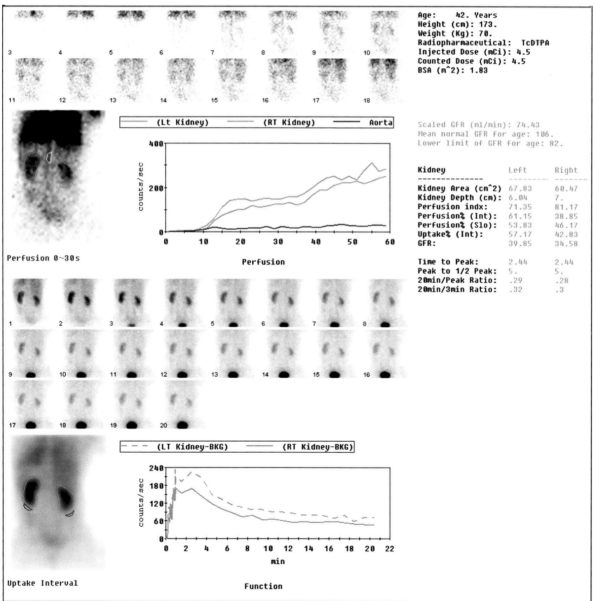

Age:　　42. Years
Height (cm): 173.
Weight (Kg): 70.
Radiopharmaceutical:　TcDTPA
Injected Dose (mCi): 4.5
Counted Dose (mCi): 4.5
BSA (m^2): 1.83

Scaled GFR (ml/min): 74.43
Mean normal GFR for age: 106.
Lower limit of GFR for age: 82.

Kidney	Left	Right
Kidney Area (cm^2)	67.83	60.47
Kidney Depth (cm)	6.04	7.
Perfusion indx:	71.35	81.17
Perfusion% (Int):	61.15	38.85
Perfusion% (Slo):	53.83	46.17
Uptake% (Int):	57.17	42.83
GFR:	39.85	34.58
Time to Peak:	2.44	2.44
Peak to 1/2 Peak:	5.	5.
20min/Peak Ratio:	.29	.28
20min/3min Ratio:	.32	.3

Perfusion 0~30s

(Lt Kidney)　　(RT Kidney)　　Aorta

Perfusion

(LT Kidney-BKG)　　(RT Kidney-BKG)

Uptake Interval

Function

病例图 4-4　进行肾脏深度校正后的 GFR 值

参考文献

[1] 张旭初，王荣福，李乾.肾脏深度对影像法测定肾小球滤过率的影响.标记免疫分析与临床，2010，17（1）：30-34.

（孙宏伟　范　岩）

病例5　不同肾动态显像剂用于肾功能评价

病史及检查目的

患者女性，63岁，因"间断性头晕、头疼4月余"就诊。4月前无明显诱因感劳累、情绪激动、失眠后头晕，头顶轻微胀痛，自测血压160/80 mmHg，伴心慌、夜尿增多。其后多次出现血压升高，最高达190/100 mmHg，病情加重以来多次查血钾偏低。既往血脂异常3年，服药控制可；无高血压病史，但有高血压家族史；否认糖尿病病史。实验室检查示：尿比重减低，血钾和24 h尿钾均减低，24 h尿蛋白定量减低；血肌酐和尿素氮均正常；儿茶酚胺、肾素-血管紧张素-醛固酮低盐激发试验正常。肾动脉彩超示双侧肾功能起始段未见明显狭窄。肾上腺CT未见异常。临床考虑存在继发性高血压可能，为进一步了解双肾血流灌注情况及分肾功能情况，分别行 ^{99m}Tc-EC 及 ^{99m}Tc-DTPA 肾动态显像。

^{99m}Tc-EC 肾动态显像

检查方法： 患者仰卧位，肘静脉"弹丸"式注射 ^{99m}Tc-EC 5 mCi，同时启动 SPECT 计算机，以2秒/帧（共30帧）、30秒/帧（共40帧）的速度行上腹部动态平面显像（病例图5-1）。计算机采用 ROI 技术生成双肾区时间-放射性曲线（病例图5-2）。

检查所见： ^{99m}Tc-EC 肾动态显像中，肾血流灌注相见腹主动脉显影同时双肾显影，随时间延长双肾影逐渐清晰。肾功能相示双肾位置、形态、大小正常，肾实质内放射性分布基本均匀，随时间延长实质内显像剂逐渐排出，至显像结束，双肾盂及肾盏内见少量显像剂滞留。肾图曲线示：左侧肾图摄取段（b段）峰时及排泄段（c段）半排时间均延缓；右侧肾图摄取段（b段）峰时延缓，排泄段（c段）半排时间正常。高峰摄取时间：左肾6.23 min，右肾5.97 min（参考值＜4.5 min）。20 min 清除率（C_{20}）：左肾39.2%，右肾53.1%（参考值＞50%）。

检查意见： 双肾血流灌注正常，双肾实质影像未见明显异常，双肾功能（肾小管排泌）轻度受损。

^{99m}Tc-DTPA 肾动态显像

检查方法： 3日后患者取仰卧位，肘静脉"弹丸"式注射 ^{99m}Tc-DTPA 3 mCi，同时启动 SPECT 计算机，以2秒/帧（共30帧）、20秒/帧（共60帧）行上腹部动态显像（病例图5-3）。计算机采用 ROI 技术生成双肾区时间-放射性曲线（病例图5-4和5-5）。

检查所见： ^{99m}Tc-DTPA 肾动态显像中，肾血流灌注相见腹主动脉显影后双肾同时显影，随时间延长双肾影逐渐清晰。肾功能相示左肾位置、形态、大小正常，肾实质内放射性分布基本均匀，随时间延长实质内显像剂逐渐排出；至显像结束，左肾盂内少量显像剂滞留。右肾位置、形态、大小正常，肾实质内放射性分布基本均匀，随时间延长实质内显像剂逐渐排出。肾图曲线示：左侧肾图摄取段（b段）峰时及排泄段（c段）半排时间正常；右侧肾图摄取段（b段）峰时及排泄段（c段）半排时间正常。高峰摄取时间：左肾2.33 min，右肾2.40 min（参考值＜4.5 min）。C_{20}：左肾48.1%，

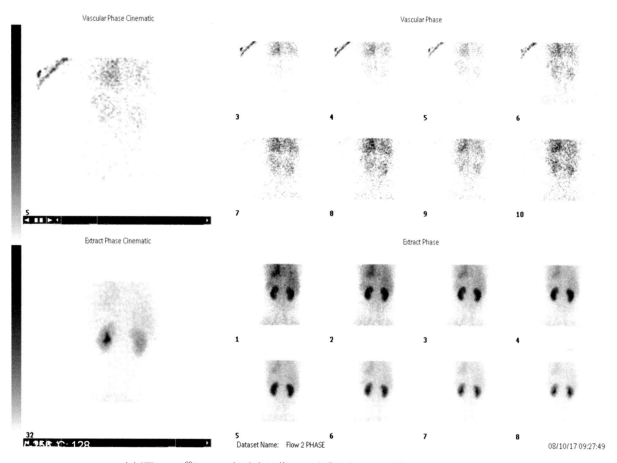

病例图 5-1　^{99m}Tc-EC 肾动态显像：血流灌注相（上两排）和功能相（下两排）

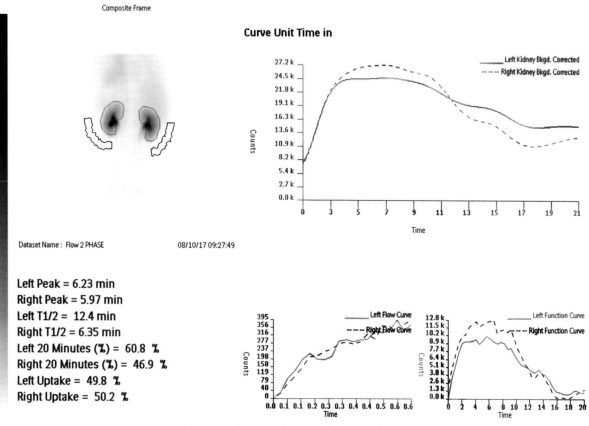

病例图 5-2　^{99m}Tc-EC 肾动态显像：肾图曲线及参数

右肾 54.6%（参考值＞50%）。肾小球滤过率（GFR）：左肾 33.3 ml/min，右肾 35.5 ml/min，总肾 68.8 ml/min。

检查意见：双肾血流灌注正常，双肾实质影像未见明显异常，双侧分肾肾小球滤过功能正常，总肾小球滤过率正常。

病例相关知识及解析

^{99m}Tc-EC 和 ^{99m}Tc-DTPA 均为肾动态显像的显像剂，但因其通过肾排泄的途径不同，反映的肾功能情况也有所侧重。^{99m}Tc-EC 主要通过肾小管排泌，其肾图主要反映肾小管的排泌功能和肾血浆流量；而 ^{99m}Tc-DTPA 则几乎全部经肾小球滤过排泄，其肾图主要反映肾小球的滤过功能。不同肾脏疾病的病理改变不同，有的以肾小管病变为主（如肾盂肾炎），有的以肾小球病变为主（如急性或慢性肾炎、肾性血尿、肾病综合征）。因此，在评价以肾小管病变为主的疾病时，选用肾小管分泌型肾显像剂 ^{99m}Tc-EC，其显像结果及有关肾功能参数会有较明显的异常变化，若使用肾小球滤过型显像剂 ^{99m}Tc-DTPA 则会影响其诊断灵敏度。由于 ^{99m}Tc-EC 肾摄取高、排泄快，其血液本底较低，图像质量好，因此在临床不要求定量测定肾小球滤过率（GFR）时，^{99m}Tc-EC 较 ^{99m}Tc-DTPA 更具优势。当然，两者的联合应用可以相互弥补各自的不足，全面客观地反映肾功能[1]。

肾是原发性高血压最主要的受累器官之一。高血压肾损害中，肾小球及肾小管常常均有缺血性损害，相关病理、生理变化研究显示，肾小管损害常先于肾小球损害。在高血压肾病早期，肾小管浓缩稀释功能最先受损，常需要检查远曲小管的功能，临床表现为多尿、夜尿、低比重及低分子量蛋白尿。尿比重及尿渗透压均能反映远曲小管的功能。同时，反映近曲小管功能的尿 α_1- 微球蛋白（α_1-MG）、尿

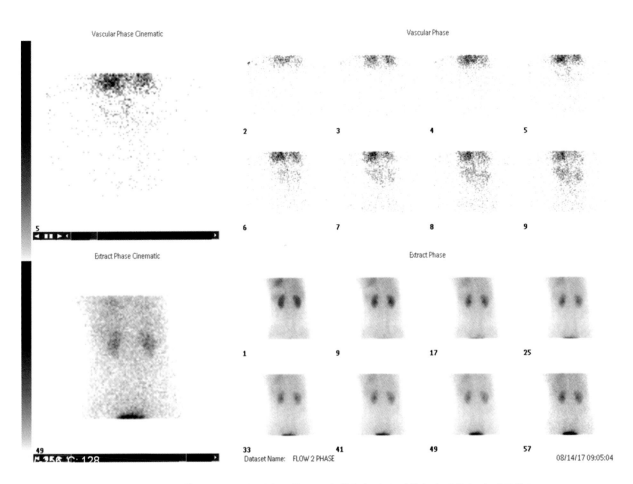

病例图 5-3　^{99m}Tc-DTPA 肾动态显像：血流灌注相（上两排）和功能相（下两排）

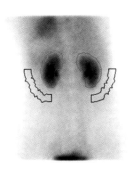

Composite Frame

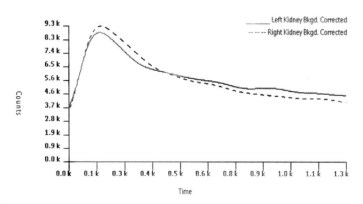

Curve Unit Time in

— Left Kidney Bkgd. Corrected
--- Right Kidney Bkgd. Corrected

Dataset Name : FLOW 2 PHASE   08/14/17 09:05:04

Left Peak = 2.33 min
Right Peak = 2.40 min
Left T1/2 = 8.22 min
Right T1/2 = 7.29 min
Left 20 Minutes (%) = 51.9 %
Right 20 Minutes (%) = 45.4 %
Left Uptake = 49.3 %
Right Uptake = 50.7 %

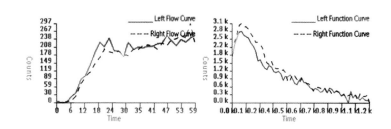

病例图 5-4　^{99m}Tc-DTPA 肾动态显像：肾图曲线分析及参数

肾小球滤过率

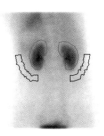

Cine

Patient Information

Age　　63 years old

Weight　48.0 kg

Height　161 cm

Study Information

Pre Counts : 519203

Post Counts : 131109

Uptake (in %)

Total =7.71 %

Left = 48.0 %

Right = 52.0 %

GFR (in ml/min)

Total = 68.8 ml/min

Left = 33.3 ml/min

Right = 35.5 ml/min

Norm. GFR [in ml/(min·1.73m²)]

Total = 80.3 ml/(min·1.73 m²)

Left = 38.5 ml/(min·1.73 m²)

Right = 41.8 ml/(min·1.73 m²)

病例图 5-5　^{99m}Tc-DTPA 肾动态显像：GFR 值

N-乙酰 -β-D-氨基葡糖苷酶（NAG 酶）等生物标志物也可升高[2]。高血压所致肾动脉硬化、肾缺血，首先累及的是皮髓交界区的血管，而髓质比皮质对缺血更敏感。此外，肾小管上皮再生能力强，对损伤因子（如炎症、药物、毒物）的反应也早，很多病变肾小管的损伤都早于肾小球。随着损伤进展，肾细小动脉痉挛、硬化，使一些肾单位发生纤维化玻璃样变，出现肾小球的病理改变，临床表现为蛋白尿，血肌酐升高。蛋白尿不仅作为一种典型的临床症状存在，还作为一种病理性诱导因素加速肾小管损伤。

早期诊断及评价高血压肾损害对患者的治疗和预后极为重要。那么，^{99m}Tc-EC 和 ^{99m}Tc-DTPA 肾动态显像对原发性高血压患者肾功能评价的临床意义有何不同？肾小管早期损害时，患者的临床症状常不明显，并且没有能较好地测定肾小管功能的血液学检测指标，尿中生物标志物检查阳性率亦不高，而 ^{99m}Tc-EC 肾动态显像可较好地反映高血压患者肾功能状态和分肾早期肾小管损害程度，灵敏度高，并且同时测定的半定量参数有效肾血浆流量（effective renal plasma flow，ERPF）与尿 β_2-MG、NAG 均有高度相关性，可用来判断高血压引起肾损害的程度。但需要注意的是，ERPF 与高血压患者病程无相关性，可能与个体间血压控制水平不同有关[3]。此外，高血压患者早期 GFR 下降与发展成终末期肾病直接相关。因此，对于血肌酐水平正常的高血压患者亦应引起重视，早期行 ^{99m}Tc-DTPA 显像并测定 GFR 值，以明确有无肾小球滤过功能受损情况。另一方面，GFR 和 ERPF 两者比值（肾滤过分数）的计算有助于对病变部位的诊断。若比值升高表示肾小管功能受损，肾小球功能正常；比值下降表示肾小管功能正常，肾小球功能受损；两者功能同时受损，则比值无变化。临床医生能够根据核医学检查结果及早发现高血压患者肾功能损伤情况，及时调整降压药治疗方案，避免进一步加剧肾小管及肾小球功能损害。

参考文献

［1］李诗运，戴儒奇，刘学术，等.（99m）Tc-DTPA 和（99m）Tc-EC 肾动态显像的对比分析. 海南医学，2003，14（9）：5-7.

［2］谢东德，郭翼华，熊艳明，等. 尿胱抑素 C 和 NAG 联合检测在早期肾小管损伤的应用价值. 检验医学与临床，2017，14（21）：3252-3253.

［3］缪蔚冰，郭榕，林军，等.（99m）Tc-DTPA 和（99m）Tc-EC 肾功能显像对高血压患者的肾功能估测. 核技术，1997，（5）：49-52.

（董　薇　米宏志）

病例 6　肾动态显像诊断重复肾

病史及检查目的

患者女性，17 岁，左侧腰背区疼痛 4 个月，伴乏力、食欲减退、尿频、尿急等症状。3 个月前疼痛加重，同时出现高热（体温最高达 40℃），于外院行抗生素治疗后好转。实验室检查：血肌酐 81 μmol/L（参考值 53 ～ 97 μmol/L）。为进一步了解分肾功能及双侧上尿路引流情况行肾动态显像（病例图 6-1）。

肾动态显像

检查方法：患者取仰卧位，"弹丸"式静脉注射 ^{99m}Tc-DTPA 5 mCi 的同时启动 SPECT，采集双肾血流灌注相和功能相图像。图像采集条件：探头配置低能通用型准直器；能峰为 140 keV；血流灌注相每帧 2 s，共采集 60 s；功能相每帧 60 s，共采集 20 min。

检查所见：血流灌注相中见腹主动脉显影后 2 s 双肾显影，右肾血流灌注正常，左肾血流灌注减低。

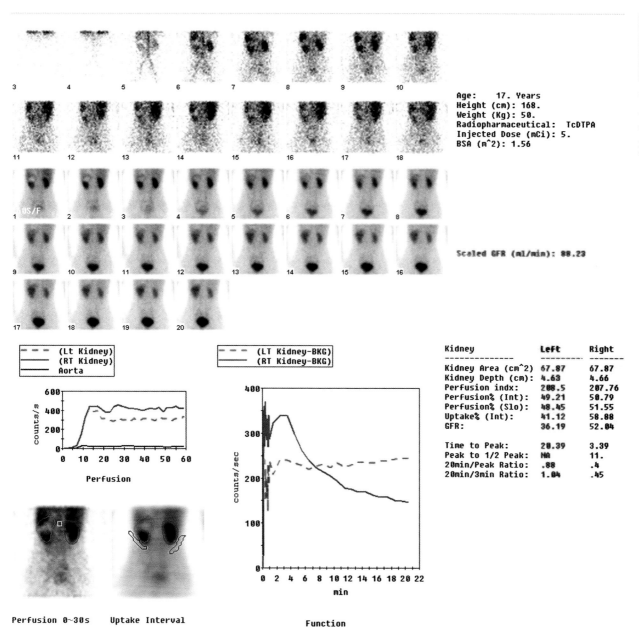

Age: 17. Years
Height (cm): 168.
Weight (Kg): 50.
Radiopharmaceutical: TcDTPA
Injected Dose (mCi): 5.
BSA (m^2): 1.56

Scaled GFR (ml/min): 88.23

Kidney	Left	Right
Kidney Area (cm^2)	67.87	67.87
Kidney Depth (cm):	4.63	4.66
Perfusion indx:	208.5	207.76
Perfusion% (Int):	49.21	50.79
Perfusion% (Slo):	48.45	51.55
Uptake% (Int):	41.12	58.88
GFR:	36.19	52.04
Time to Peak:	20.39	3.39
Peak to 1/2 Peak:	NA	11.
20min/Peak Ratio:	.88	.4
20min/3min Ratio:	1.04	.45

Perfusion 0~30s   Uptake Interval   Function

病例图 6-1   肾动态显像：血流灌注相和功能相图像、肾图曲线及参数

功能相中见示踪剂注入后右肾实质显影清晰，肾实质摄取高峰时肾区内显像剂分布基本均匀，肾图曲线示显像剂摄取及清除速率正常，峰时为 3.4 min，20 min 清除率为 60%；左肾实质显影清晰，显像剂分布不均匀，上半部见放射性稀疏缺损区，随时间延长其内显像剂聚集逐渐增多，至检查结束时未见明显清除，下半部显像剂摄取及清除速率基本正常，肾图曲线示 a、b 段降低，c 段未见明显下降。GFR：左肾 36.19 ml/min，右肾 57.04 ml/min（单肾 GFR 参考值＞ 44 ml/min）。

检查意见：左肾血流灌注减低，肾功能受损，伴上半部肾上尿路引流不畅；右肾血流及功能正常，上尿路引流通畅。

最终临床诊断

该患者于肾动态显像后行泌尿系统增强 CT 检查（病例图 6-2），结果示左肾重复肾畸形，同时见上

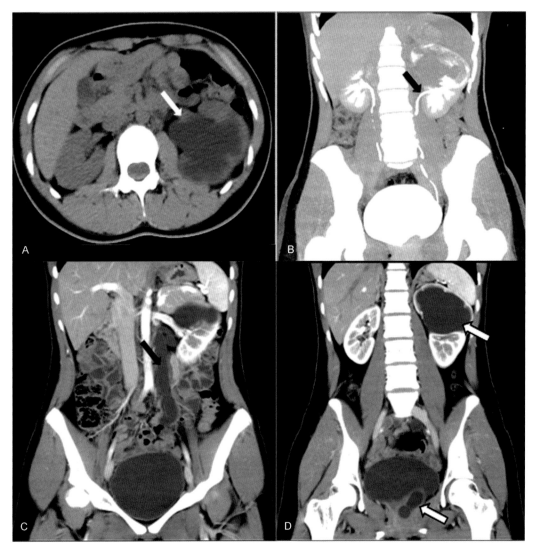

病例图 6-2 患者的增强 CT 图像。**A**.箭头所指为左肾上部重复肾输尿管的起始段，可见输尿管梗阻积水；**B**.箭头所指为左肾下部重复肾输尿管全程走行，可见输尿管走行正常，无梗阻积水，输尿管注入膀胱；**C**.箭头所指为左肾上部重复肾输尿管，输尿管扩张、梗阻积水；**D**.下方箭头所指为上部重复肾的输尿管开口，可见输尿管的末端开口位于尿道区，上方箭头为上部重复肾，可见肾皮质受压变薄，肾盂、肾盏梗阻积水

部肾盏、肾盂及输尿管积水，肾实质变薄，输尿管末端约位于尿道区。左肾下部肾盏、肾盂及输尿管未见异常。最终诊断左肾重复肾畸形。

病例相关知识及解析

重复肾畸形是肾胚胎发育变异形成的，人群中的发病率约为 1∶1500。重复肾常结合为一体，较正常肾为大，两肾常上下排列，少有左右或前后排列者，亦少有完全分开者。通常上位肾体积较下位肾明显小（约占全肾体积的 1/4），重复肾上、下位肾各成体系，有两套肾血管，分为完全型和不完全型重复。不完全型重复肾两条输尿管上段分开，下段汇合，形成"Y"字形，注入膀胱的位置正常，通常无肾盂或输尿管扩张；完全型重复肾的两条输尿管则完全分开，分别与上、下位肾盂相连（病例图 6-3），且与下位肾盂相连的输尿管多开口于膀胱三角区的正常位置，一般无肾盂、输尿管扩张，而与上位肾盂相连的输尿管往往开口异常，开口处存在不同程度的狭窄甚至闭塞，因此易造成输尿管、肾盂重度积水，并易发生感染或结石[1]。约 60% 的重复肾患者输尿管均开口于膀胱内且没有合并症，这类病例可完全没有临床症状，只有在进行泌尿系统全面检查时才被发现。但若患者并发尿路感染、肾积水、泌尿系统结石、输尿管开口于外阴前庭、阴道等处时则表现出相应的临床症状[2]。

重复肾并发肾积水多发生于上位肾盂和输尿管，一般以患侧腰部胀痛为主要表现，积水程度较轻时也可无明显症状。重复肾所致肾盂积水需与肾囊肿进行鉴别，二者虽为完全不同的疾病，但在 CT 和超声检查中表现有时极为相似，均表现为囊性病变，正如本例患者曾被外院超声诊断为肾盂旁囊肿。在鉴别诊断中肾动态显像不仅可以显示重复肾，还可观察梗阻产生的部位，从而为临床治疗决策提供参考。在肾动态显像中，尽管重复肾所致肾盂积水与肾囊肿的早期表现均可为放射性稀疏缺损区，但随时间延长重复肾所致肾盂积水可出现显像剂充填，且填充及滞留的情况与局部肾功能相关，借此可将二者区别。

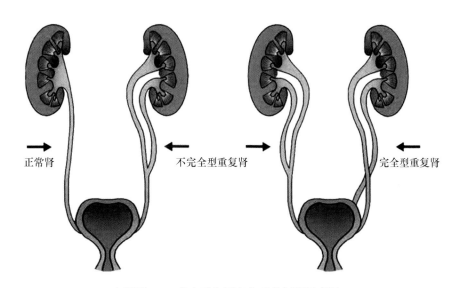

正常肾　　　　　不完全型重复肾　　　　　完全型重复肾

病例图 6-3　完全型和不完全型重复肾示意图

本例患者的肾动态显像及肾图曲线显示出上尿路引流不畅、梗阻和积水表现，但进一步细心观察可以发现肾上、下两部分不同的引流状态，即上方的重复肾梗阻积水，下方重复肾引流正常。因此，肾动态显像可同时观察重复肾形态和功能，具有方法简便、辐射剂量低、重复性好等优点，可作为重复肾功能状态评估的重要手段，尤其对患者手术治疗的预后判断方面可以提供重要的参考[3]。

参考文献

[1] 田勇强，韩世洪，赵开银，等 . 重复肾输尿管畸形的超声诊断 . 当代医学，2012，18（1）：12-13.
[2] 邹政，陈耀武，朱江，等 . 重复肾并发肾积水的诊治分析 . 中国临床医学，2010，17（3）：385-386.
[3] Han MY，Gibbons MD，Belman AB，et al. Indications for nonoperative management of ureteroceles. J Urol，2005，174（4）：1652-1655.

（张安南　张卫方）

II. 上尿路引流状况评价

病例 7　肾动态显像诊断单侧肾积水

病史及检查目的

患者女性，50 岁，主因"超声发现左肾积水 1 月余"就诊。1 个月前体检超声发现左肾积水，自述无明显不适，实验室检查示血肌酐、尿酸及尿素均正常。为进一步了解分肾功能行 ^{99m}Tc-DTPA 肾动态显像。

肾动态显像

检查方法： 为常规肾动态显像（略），采集图像如病例图 7-1 和 7-2 所示。

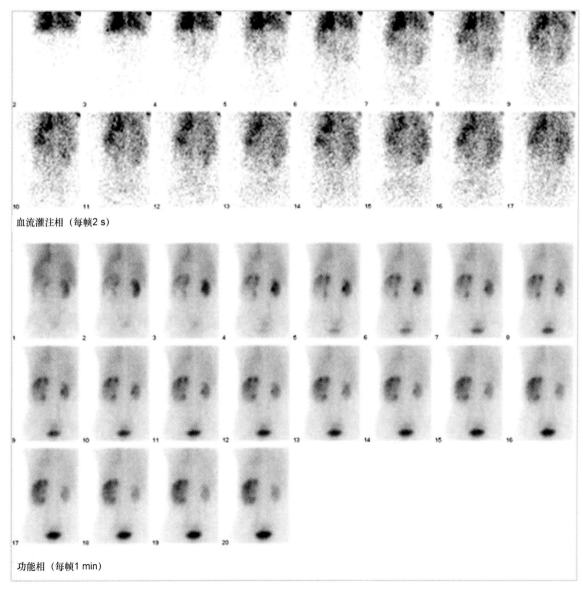

病例图 7-1　血流灌注相及慢动态肾功能相

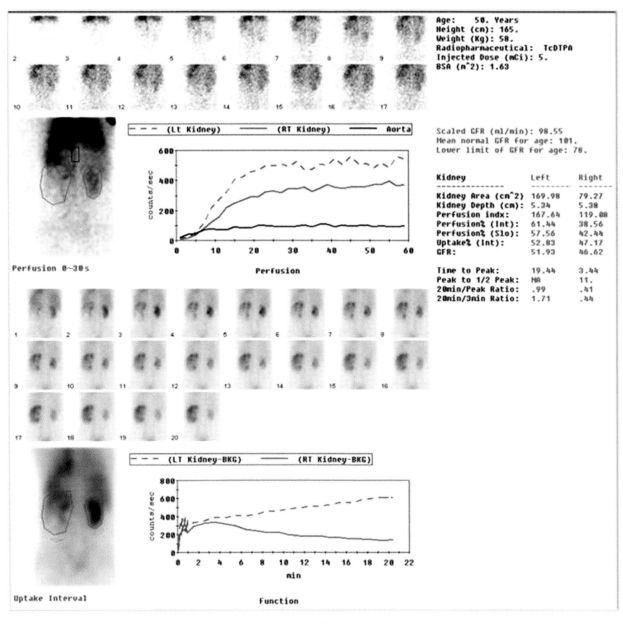

病例图 7-2　处理后图像、肾图曲线及参数

检查所见：肾血流灌注相中，腹主动脉显影 2 s 后双肾开始显影，左肾血流灌注影像较模糊，轮廓欠清；右肾血流灌注影像正常。肾慢动态（功能相）显像示，左肾外形增大，左肾皮质在注射后 2～3 min 显像剂摄取普遍低，以下极为著，但随时间延长显像剂摄取逐渐增加，至显像第 20 min 时，左肾盏、肾盂内可见明显显像剂滞留；右肾大小和形态正常，右肾皮质显像剂摄取和清除速率正常，右肾盏、肾盂内未见明显显像剂滞留。肾图曲线示：左肾图 a 段正常，b 段持续上升，未见下降的 c 段；右肾图 a、b、c 三段均正常。20 min 清除率（C_{20}）：左肾−35%，右肾 45%（参考值≥40%）。GFR 值（ml/min）：左肾 52，右肾 47，总肾 99（参考值≥68）。

检查意见：左肾血流灌注轻度减低，功能正常，左肾积水；右肾血流灌注和功能正常，右侧上尿路引流通畅。

病例相关知识及解析

肾积水是泌尿系统的常见疾病，其主要病因是尿路梗阻导致尿液排出受阻而蓄积，造成肾内压力增大，肾实质变薄，进而导致肾功能损伤，严重者甚至会发展成肾衰竭。因此，及时正确评价肾功能对于肾积水患者的治疗和预后具有十分重要的意义[1-2]。

超声是目前肾积水的主要筛查手段，简便、经济、无创，可较好显示积水区及肾结构，但不能评估肾功能情况。在过去很长一段时间，临床将静脉肾盂造影（intravenous pyelography，IVP）作为肾积水严重程度和肾功能受损情况的标准检查方法，但这种检查方法十分耗时、耗力，也不能很好地显示出肾、输尿管等泌尿系统内部结构发生的损伤情况，且检查的灵敏度低，在肾功能受损较重时肾常不显影从而无法观察。CT尿路造影（CT urography，CTU）可以清晰显示出肾实质、集合系统及尿路的形态和结构，能较好地评价肾吸收、排泄造影剂的功能，观察积水区形态和梗阻程度，并能够发现导致尿路梗阻的原因，如输尿管狭窄、结石、肿瘤等。然而CT检查不能得到定量化的数值来评估肾功能，同时造影剂的应用有一定的过敏、肾毒性的发生率。MR尿路造影（MR urography，MRU）是近年来发展起来的一种无创伤性的检查方法，具有安全可靠、不需造影剂、无不良反应等优点，通过多序列、多维成像能够明确梗阻程度及病变位置。但MRU也存在自身的不足，如不能准确评估肾功能、检查时间长、体内有金属物者检查受限等[3]。

肾动态显像是一种无创、安全、简便、经济的功能性影像检查技术，利用能够快速经泌尿系统清除的放射性药物作为显像剂，观察显像剂流经肾皮质、肾盏、肾盂、输尿管、膀胱的全过程影像，既可显示双肾位置、大小及形态，也能对分肾血流、功能及上尿路通畅情况进行判定，获得一系列的定量参数，并反映尿流动力学信息。肾积水时，显像剂随着生成的尿液流入积水区，并滞留其内，表现为明显的放射性浓聚。肾动态显像中，典型的肾积水表现为早期积水区呈放射性缺损（此时显像剂主要聚集在肾皮质），随着采集时间延长，显像剂经肾皮质排出到集合系统，积水区逐渐出现显像剂填充并增浓，最后表现为明显滞留，肾图曲线表现为抛物线型或持续上升型，C_{20}数值下降，甚至为负值。这种表现有助于鉴别肾积水与肾囊肿，后者始终表现为放射性缺损区，但压力很高的积水区也可能由于显像剂进入的量很少，而在检查时间内也呈放射性缺损区表现。需要注意的是，肾积水造成的显像剂滞留部位是在集合系统，不是在肾实质，要与肾功能受损出现的"倒相"进行鉴别，后者也表现为显像剂排出不良，肾图曲线持续上升（详见病例2）。作为功能性影像，肾动态显像在肾积水原因的判断上价值有限。肾动态显像在观察尿路引流的同时，还能很好地评价肾功能情况（特别是发生积水的肾），确定积水是否影响到肾功能以及受损的程度，在这方面肾动态显像明显优于其他影像学方法。尿路情况和肾功能信息对于临床医师采取正确和有效的治疗是非常必要的。此外，肾动态显像还可用于肾积水术后的疗效评估。

参考文献

［1］ Aydogdu B，Tireli G，Demirali O，et al. Therapeutic approaches and long-term follow-up for prenatal hydronephrosis. Pak J Med Sci，2016，32（3）：667-671.

［2］ Momtaz HE，Dehghan A，Karimian M. Correlation of cystatin C and creatinine based estimates of renal function in children with hydronephrosis. J Renal Inj Prev，2016，5（1）：25-28.

［3］ Roy C，Ohana M，Host P，et al. MR urography（MRU）of non-dilated ureter with diuretic administration：Static fluid 2D FSE T2-weighted versus 3D gadolinium T1-weighted GE excretory MR. Eur J Radiol Open，2014，1：6-13.

（殷 雷 范 岩）

病例 8　利尿试验肾动态显像诊断上尿路机械性梗阻

病史及检查目的

患者男性，23 岁。无明显诱因自觉腰部酸胀 2 月余，无其他不适。超声发现左肾积水。实验室检查：血肌酐 76 μmol/L，尿酸 198 μmol/L，尿素 4.12 mmol/L。为进一步明确尿路梗阻性质，行利尿试验肾动态显像（病例图 8-1 至 8-3）。

利尿试验肾动态显像

检查所见： 肾血流灌注相中（病例图 8-1），左肾影像模糊，轮廓不清；右肾影像正常。慢动态肾功能相中（病例图 8-2），显像初期，左肾内可见放射性减淡缺损区，随显像时间延长，该区域逐渐出现显像剂填充，至第 20 min 时，左肾盏、肾盂内可见明显显像剂滞留，右肾盏、肾盂内未见明显显像剂滞留；注入

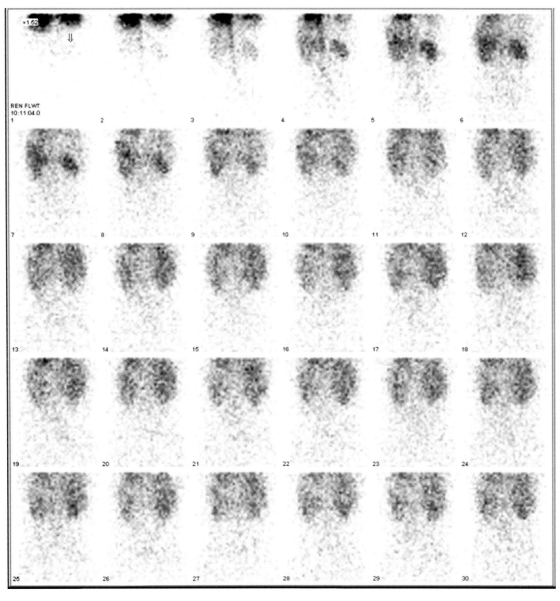

病例图 8-1　患者肾血流灌注相图像

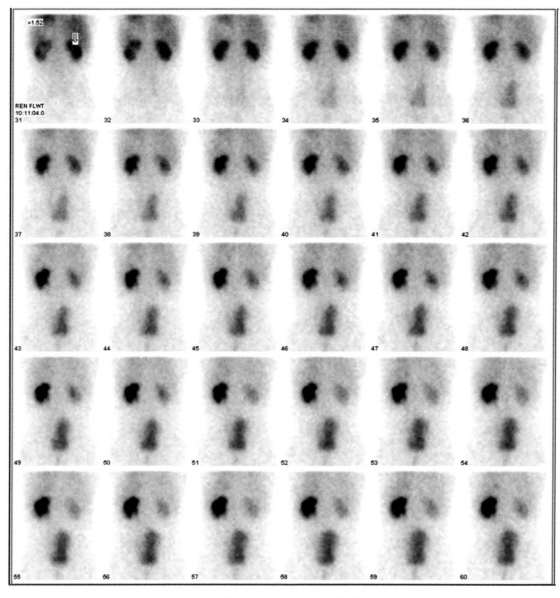

病例图 8-2 患者肾功能相图像

呋塞米（速尿）后，左肾内滞留显像剂继续增多，直至显像结束；右肾盏、肾盂内未见明显显像剂滞留。肾图曲线示：左肾图 a 段高度尚可，b 段上升斜率正常，曲线呈持续缓慢上升型，注入呋塞米后，曲线继续上升未见下降；右肾图 a、b、c 三段均正常，注射呋塞米后曲线继续下降。20 min 清除率（C_{20}）：左肾−32%，右肾 54%（参考值 ≥ 40%）。GFR 值（ml/min）：左肾 36，右肾 39，总肾 75（总肾参考值 ≥ 68）。

检查意见：左肾血流灌注轻度减低，肾功能正常，左侧上尿路引流不畅，考虑为完全机械性梗阻；右肾血流灌注和功能均正常，右侧上尿路引流通畅。

最终临床诊断

临床综合多种实验室检查和影像检查，最终诊断为左侧肾盂输尿管连接部狭窄。经采用输尿管肾盂成形术治疗后，患者症状得到缓解。

病例相关知识及解析

在上尿路梗阻的诊断中，肾动态显像因其功能性影像的特点而独具优势（参见病例 7）。造成上尿

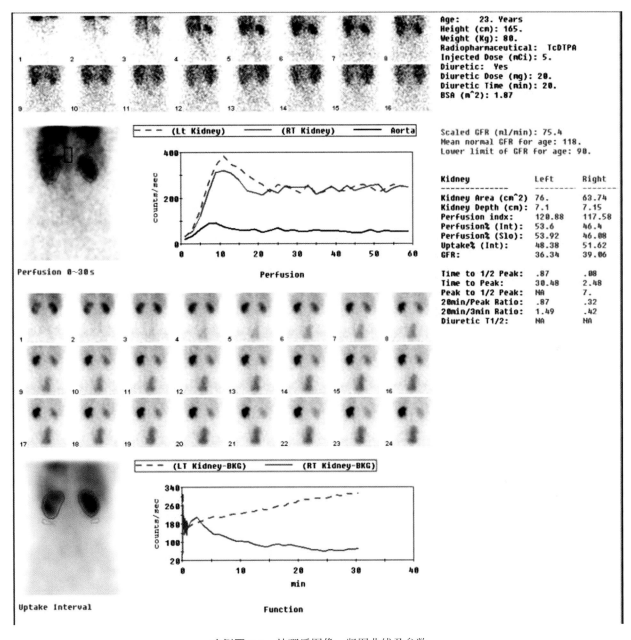

病例图 8-3 处理后图像、肾图曲线及参数

路梗阻的原因很多，可分为机械性梗阻和非机械性梗阻两大类。前者是由于尿路中存在导致尿液流动受阻的机械性因素（如尿路狭窄、结石、肿瘤等）所致；后者则是由于单纯性尿路局部扩张使得扩张部位张力降低、尿流减慢，或由于输尿管痉挛导致尿流不畅等功能性因素所致。由于这两类尿路梗阻的临床处理原则完全不同，因此需要进行鉴别。利尿试验（diuretic test）肾动态显像通过观察利尿剂注射前后尿路梗阻影像和肾图曲线的变化，可以很好地鉴别机械性梗阻和非机械性梗阻。这一方法能够反映尿路的动力学改变，在判断梗阻性质方面优于超声和静脉肾盂造影（IVP）。

利尿剂的作用是使尿液生成增多，尿流速度增加，从而对尿路中的梗阻部位产生较大的压力。静脉注射显像剂后，单纯尿路扩张或输尿管痉挛所致的非机械性梗阻，由于没有真正堵塞尿路的因素存在，滞留的显像剂会明显加速排出，肾图曲线由原先的持续上升转为下降或下降速率明显加快；相反，机械性梗阻由于梗阻的病因没有去除，肾内显像剂滞留不会明显减少，甚至逐渐增多，肾图曲线不下降反而继续上升。如果滞留的显像剂表现为部分减少且未完全消失，肾图曲线下降速率加快，则认为是部分机械性梗阻或不完全机械性梗阻。由此可见，进行利尿试验肾动态显像对鉴别诊断具有重要意义。需要注意的是，肾功能严重受损者，原尿生成少，利尿剂的作用减弱，会造成利尿试验结果的准确性降低。另外，轻度梗阻对利尿剂的反应与单纯扩张相似[1]。

肾盂输尿管连接部梗阻（ureteropelvic junction obstruction，UPJO）是临床常见的造成上尿路机械性梗阻的原因之一。患者大多因腰酸、腰痛、腹部包块等原因就诊，部分患者临床症状轻微或仅在体检时发现。临床上对 UPJO 患者的治疗主要是外科手术干预，多采用肾盂成形术，其目的是解除梗阻，保护患肾功能[2]。对于临床疑诊 UPJO 所致的尿路梗阻的患者，利尿试验肾动态显像可使 85% 得到明确诊断。在利尿试验肾动态显像中，UPJO 可表现为机械性梗阻或不完全机械性梗阻。总之，利尿试验肾动态显像能够较好地判断上尿路梗阻的性质，同时在评价分肾功能方面具有独特优势。

参考文献

［1］王荣福，安锐.核医学.9 版.北京：人民卫生出版社，2018.

［2］Klein J，Gonzalez J，Miravete M，et a1. Congenital ureteropelvic junction obstruction：human disease and animal models. Int J Exp Path，2011，92（3）：168-192.

（殷　雷　范　岩）

病例 9　利尿试验肾动态显像用于尿路梗阻术后疗效评价

病史及检查目的

患者男性，22 岁，因"左侧肾盂输尿管连接部狭窄"行输尿管肾盂成形术（为病例 8 的同一患者）。患者术前曾行利尿试验肾动态显像（见病例 8），术后 6 个月以利尿试验肾动态显像评价治疗效果。术前及术后利尿试验肾动态显像均按常规方法进行，但两次检查不是使用同一台 SPECT 显像设备。患者手术治疗前与治疗后的血流灌注相显像、慢动态肾功能相显像及肾图曲线对照分别见病例图 9-1、9-2 和 9-3。

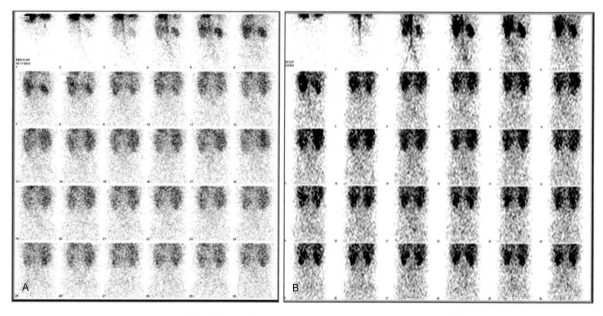

病例图 9-1　血流灌注相显像（A 为术前图像，B 为术后图像）

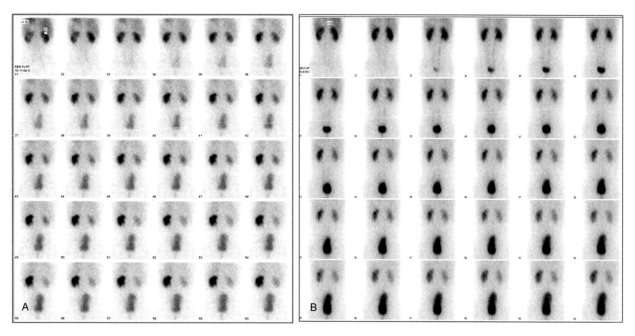

病例图9-2　慢动态肾功能相显像（**A**为术前，**B**为术后）

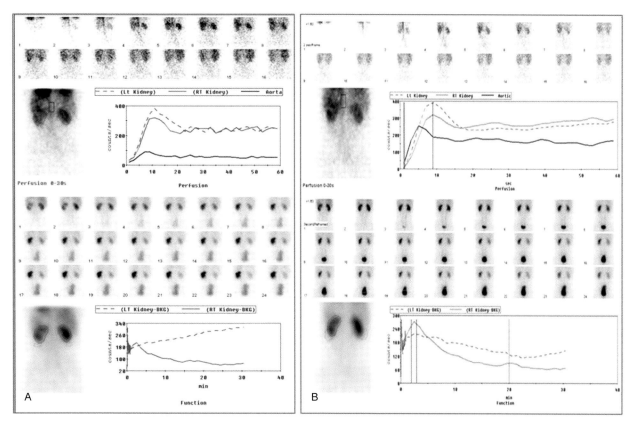

病例图9-3　肾图曲线（**A**为术前，**B**为术后）

治疗前、后利尿试验肾动态显像结果分析

术前利尿试验肾动态显像示左肾血流灌注轻度减低，左肾皮质清除速率正常，左肾盏、肾盂内可见大量显像剂滞留，注射呋塞米后显像剂滞留未见减少，肾图曲线呈持续上升型；右肾未见异常。术后6个月复查利尿试验肾动态显像见左肾血流灌注正常，左肾皮质清除速率正常，左肾盂内可见少量显像

剂滞留，注射呋塞米后显像剂滞留减少，至检查结束基本消失，肾图曲线示 a、b 段正常，c 段下降缓慢，注射呋塞米后曲线下降加快。

检查意见： 与术前利尿试验肾动态显像比较，左肾积水明显改善，上尿路完全机械性梗阻转变为非机械性梗阻；左肾血流灌注和功能均正常。

第一部分 泌尿生殖系统疾病

病例相关知识及解析

肾盂输尿管连接部梗阻（UPJO）是引起肾积水的一种常见的尿路梗阻性疾病。由于肾盂输尿管连接部的狭窄妨碍了肾盂内的尿液顺利排入输尿管，使肾盂排空发生障碍而导致肾的集合系统扩张。起初，肾盂平滑肌逐渐增生、蠕动加强，试图通过远端的梗阻排出尿液；当不断增加的蠕动力量无法克服梗阻时，就会导致肾实质萎缩和肾功能受损。梗阻原因有肾盂输尿管连接部管腔狭窄、输尿管内瓣膜或息肉、输尿管迂曲、输尿管开口于肾盂高位、迷走血管压迫输尿管。UPJO 早期多无明显临床症状，随着梗阻加重会出现腰酸、腰痛、腹部包块等，梗阻严重者可出现血尿、尿路感染、高血压、肾破裂、尿毒症等。UPJO 若未能得到及时有效治疗，可造成肾集合系统扩张和进行性肾功能损害，是导致肾后性肾功能不全的常见原因之一。

治疗 UPJO 主要以手术为主，其中离断式肾盂成形术最为有效。手术指征主要包括临床出现如腹痛、腰痛等症状，利尿试验肾动态显像示机械性梗阻、相对肾功能（relative renal function，RRF）< 40% 以及出现并发症（结石、感染）等。对于狭窄严重者，手术治疗则以解除尿路梗阻、保护肾功能和改善症状为主要目的，大部分患者在手术治疗后肾功能可得到改善、梗阻减轻，但手术也可导致一些并发症，小部分患者疗效欠佳或复发。对于轻度狭窄或症状很轻的患者，是否需要进行手术及手术时机的选择目前尚无定论。有学者认为可通过利尿试验肾动态显像对患者进行监测，及时并准确了解尿路引流及肾功能情况，有助于临床医师进行治疗决策[1-2]。

对于接受手术治疗的 UPJO 患者术后尿路梗阻是否得到真正消除，同样需要灵敏而准确的方法进行评价。由于术前较长时间积水的存在，肾实质受到挤压变形，经手术治疗后，虽然梗阻病因已经解除，但在超声、CT、IVP 等检查中仍会有尿路局部扩张积水的表现，这时就需要通过利尿试验肾动态显像来判断这种梗阻的性质，显像结果如果为非机械性梗阻，说明手术效果良好；反之，如果仍表现为机械性梗阻，则可能需要再次手术干预。对于部分机械性梗阻的情况，可应用利尿试验肾动态显像定期随访梗阻及肾功能的变化。因此，利尿试验肾动态显像可用于评价 UPJO 患者离断式肾盂成形术前后患肾功能与引流改善情况，评价手术疗效[3]。

参考文献

［1］周可义，杨文增，崔振宇，等 . 经皮肾镜同期治疗肾盂旁囊肿合并肾盂输尿管连接部狭窄的临床观察 . 中国内镜杂志，2017，23（6）：30-33.

［2］姜大朋，唐炳强，王礼国，等 . 肾盂输尿管连接部梗阻合并同侧膀胱输尿管连接部梗阻的诊断与治疗 . 中华小儿外科杂志，2017，38（2）：129-133.

［3］孙玉芳，毕允力，阮双岁，等 . 气膀胱腹腔镜在膀胱输尿管连接处狭窄性畸形中的临床应用 . 中华小儿外科杂志，2012，33（7）：504-507.

（殷 雷 范 岩）

病例 10 肾动态显像诊断输尿管瘘

病史及检查目的

患者女性，55 岁，腰痛 9 月余，腹部超声检查发现右肾积水及右下腹肿物。患者于 8 年前因宫颈癌行手术治疗及放射治疗。实验室检查：尿常规示白细胞 89.0/μl（参考值 0 ～ 30/μl）。血常规示红细胞 3.61×10^{12}/L［参考值（3.8 ～ 5.1）$\times 10^{12}$/L］，血红蛋白 116 g/L（参考值 115 ～ 150 g/L），血尿素 7.8 mmol/L（参考值 2.9 ～ 7.5 mmol/L），肌酐 77 μmol/L（参考值 53 ～ 130 μmol/L）。为进一步明确分肾功能行 ^{99m}Tc-DTPA 肾动态显像（病例图 10-1）。

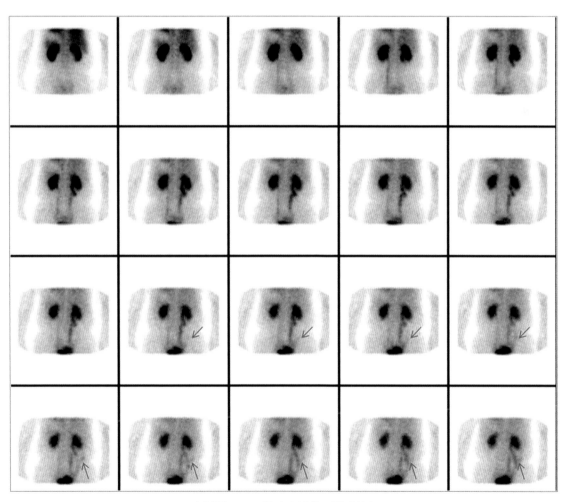

病例图 **10-1** 肾动态显像：肾功能相

肾动态显像

检查方法与影像所见："弹丸"式静脉注射 ^{99m}Tc-DTPA 后按常规方法行肾动态显像。肾血流灌注相显像中双肾未见异常。肾功能相显像示：双肾显影清晰，双肾皮质内示踪剂分布均匀，随时间延长双肾区内放射性逐渐减淡。在第 11 ～ 12 min 时，右侧输尿管下段出现一异常放射性浓聚灶（病例图 10-1 中箭头所示），呈条状，位置在输尿管走行以外，随时间逐渐向上延伸且逐渐变浓。

检查意见：右侧输尿管旁异常放射性浓聚灶，结合 CT 尿路造影（病例图 10-2），考虑输尿管回肠瘘形成。

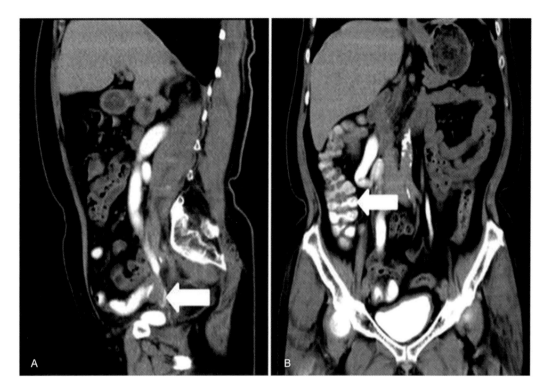

病例图 10-2 患者 CT 尿路造影（CTU）。矢状位（**A**）示右侧输尿管下段与回肠粘连，局部肠壁增厚（箭头所示）；延迟期冠状位（**B**）示回肠及升结肠内可见大量造影剂（箭头所示）

临床随访结果

患者随后行手术治疗，术中见右侧输尿管与回肠粘连紧密，切除病变输尿管及肠管，并行输尿管与膀胱再吻合术。术后 2 个月，患者再次行肾动态显像，结果示原右侧输尿管旁异常放射性浓聚灶消失（病例图 10-3）。

病例相关知识及解析

输尿管肠瘘（uretero-enteric fistulae）在临床中非常少见，大约占泌尿系统瘘的 1%，主要是因为输尿管位置较深，位于腹膜后。输尿管肠瘘的病因包括穿透伤、医源性创伤、放射治疗、肾移植、克罗恩病、末端回肠炎、憩室炎等[1-2]。其中最主要的病因是穿透伤和医源性创伤，其形成的输尿管瘘口可位于十二指肠、空肠、回肠、结肠、阑尾、输卵管、子宫、阴道、胆囊、动脉及静脉。另外，经腹及经阴道的子宫切除术约占下尿路瘘道形成病因的 75%。据文献报道，约 3.5% 的肾移植患者会出现输尿管肠瘘，且有两个发病高峰期，分别为术后 6 天内及经过数年的正常肾功能之后，可能的病因是移植输尿管的慢性排异反应及伴随的血管坏死。邻近肠管的慢性炎症如克罗恩病、回肠炎、憩室炎等导致的输尿管肠瘘比较少见，约占 1%，但是导致膀胱肠瘘较常见，尤其是克罗恩病。放射治疗后继发输尿管局部缺血也可导致输尿管肠瘘形成。另外，同时累及输尿管及肠管的肿瘤坏死也可形成输尿管肠瘘[1]。输尿管肠瘘患者的临床表现主要是泌尿系统症状，包括泌尿系统感染、粪尿症、腹部或侧腹部疼痛[2]。

静脉肾盂造影（IVP）是长期以来应用最为广泛的尿瘘检测方法，61% ～ 95% 患者可显示尿瘘位置、瘘口大小、范围及合并存在的梗阻等问题，但当患侧肾功能严重减退或丧失、上尿路造影剂浓度不足或瘘口纤维化狭窄时，IVP 往往显示不清。目前认为 CT 尿路造影（CTU）是诊断输尿管损伤的金标准，能准确判断尿瘘的位置和范围，其临床应用更为广泛。此外，宣寒青等曾应用经皮肾细针穿刺亚甲蓝试验诊断输尿管瘘 54 例，报道诊断准确率可达 100%[3]；还有文献报道钡剂灌肠对输尿管肠瘘也可以提

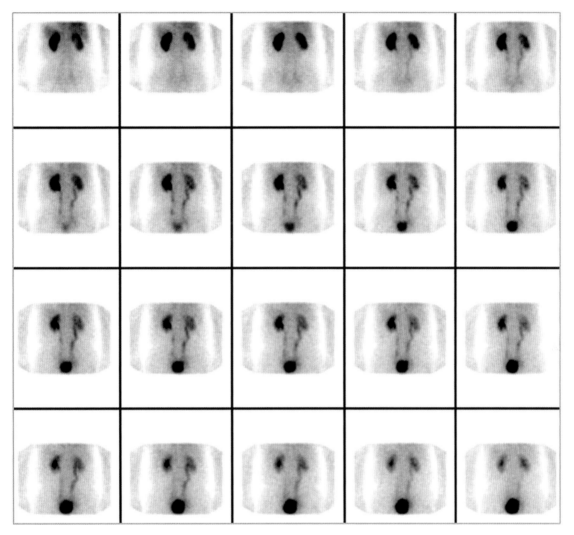

病例图 **10-3**　术后 2 个月复查肾动态显像：肾功能相

供很好的诊断效能，因为胃肠道的平均压力要高于泌尿系统[2]。

　　对于输尿管瘘的诊断，虽然肾动态显像不能清晰显示泌尿系统以外的结构，但由于输尿管内压力增高，可导致显像剂经瘘道进入肠管而显影，并随肠蠕动发生形态变化，这些可为输尿管瘘诊断提供有价值的信息。本病例诊断的难点在于肠道的显影形状类似于输尿管，末端似与右肾相连，且形态随时间变化不明显，这会给诊断带来困惑，首先需要和输尿管重复畸形等其他病变鉴别。然而，当结合患者CTU 所提供的影像信息时，得出正确的诊断结果并不困难。

参考文献

［1］Lang EK，Allaei A，Robinson L，et al. Minimally invasive radiologic techniques in the treatment of uretero-enteric fistulas. Diagn Interv Imaging，2015，96（11）：1153-1160.

［2］Moon SG，Kim SH，Lee HJ，et al. Pelvic fistulas complicating pelvic surgery or diseases：spectrum of imaging findings. Korean J Radiol，2011，2（2）：97-104.

［3］宣寒青，薛蔚，夏磊，等 . 经皮肾细针穿刺美蓝试验诊断输尿管瘘的应用价值 . 临床泌尿外科杂志，2010，25（9）：682-684.

（侯小艳　张卫方）

III. 肾血管病变

病例 11   肾动态显像诊断肾动脉狭窄

病史及检查目的

患者女性，34 岁，主因间断头痛 2 年，发现血压增高 1 年就诊。患者血压最高 140/100 mmHg。实验室检查肾功能指标正常。腹部超声示右肾小。为进一步明确右肾功能情况行 ^{99m}Tc-DTPA 肾动态显像（病例图 11-1）。

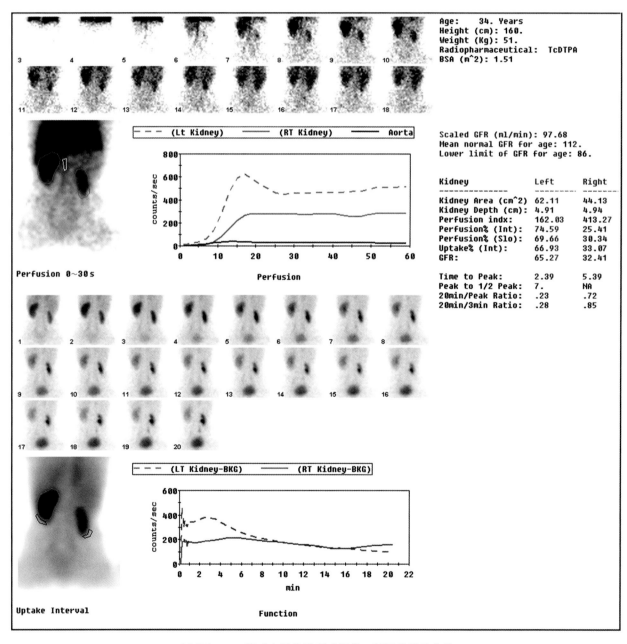

病例图 11-1　肾动态显像处理后图像、肾图曲线及参数

第一部分　泌尿生殖系统疾病

肾动态显像

检查所见：肾动脉灌注相显像见右肾显影位置偏低，影像较淡；左肾血流灌注影像正常。肾功能相影像示：右肾影像小，实质显像剂清除速率减低，至显像结束时右肾盏、肾盂内可见部分显像剂滞留；左肾大小和形态正常，左肾皮质显像剂清除速率正常。肾图曲线：右肾图 a 段降低，b 段上升斜率减低，c 段下降不明显；左肾图 a、b、c 段均正常。20 min 清除率（C_{20}）：左肾 72%，右肾 15%（参考值 ≥ 40%）。GFR 值：左肾 65 ml/min，右肾 33 ml/min，总肾 98 ml/min（总肾参考值 ≥ 68 ml/min）。

检查意见：右肾小，血流灌注减低，肾功能受损，上尿路引流不畅；左肾血流灌注和功能正常，左侧上尿路引流通畅。

临床随访结果

患者随后行数字减影血管造影（digital subtraction angiography，DSA），结果示右肾动脉起始部狭窄 90%，左肾动脉正常。临床诊断为右肾动脉狭窄。

病例相关知识及解析

肾动脉狭窄（renal artery stenosis，RAS）是指发生在肾动脉主干及其分支的病变造成血管管腔狭窄（狭窄程度 ≥ 50%），从而在临床上引发一系列异常变化的一种疾病。其常见病因包括多发性大动脉炎、动脉粥样硬化、肌纤维发育不良、肾动脉瘤、肾动脉栓塞、肾动脉损伤、腹主动脉瘤压迫、肾移植术后移植肾动脉狭窄等。20 世纪 90 年代以前，大动脉炎是我国 RAS 的首位病因，但近些年来，动脉粥样硬化已取代大动脉炎成为 RAS 的首要病因。RAS 的主要临床表现为高血压和缺血性肾病，前者又称为肾血管性高血压，与后者之间相互影响，肾血管性高血压可造成肾损害，最终可导致终末期肾病。早期诊断 RAS 可以有效地减缓肾损害，因此，对于高度怀疑 RAS 的患者应及时进行必要的检查。目前可用于诊断 RAS 的方法有多种，实验室检查主要是血浆肾素活性测定，而影像学检查包括有创性的肾数字减影血管造影（DSA）和无创性的多普勒超声检查、磁共振血管造影（MRA）、CT 血管造影（CTA）和肾动态显像等。

DSA 是诊断 RAS 的"金标准"，不仅可以明确 RAS 的存在和狭窄的程度，还可以观察狭窄远端血流状况、侧支循环建立的情况以及进行病因诊断。DSA 也是进行 RAS 介入治疗的必要手段。但它属于有创性检查，不能提供血流动力学和功能信息。一些患者可能出现造影剂过敏、肾功能损害、术后出血等并发症，特别是中、重度肾功能受损的患者有出现肾衰竭的风险。多普勒超声在诊断血管病变方面很有优势，可观察肾动脉的血流动力学变化，还可估计血管狭窄程度，具有简便易行、无创、可重复、价格便宜等优点。患者检查前不需停用降压药，可用于肾功能不全患者，更适用于 RAS 的初筛、经皮肾血管成形术或外科手术后的随访。但该检查方法也有一定的局限性，如对于肥胖和肠胀气患者，图像质量的下降可导致对肾动脉情况观察不满意；对中 1/3 段肾动脉、副肾动脉或肾动脉分支狭窄的观察存在困难，可导致假阴性；此外，检查准确性受检查医师诊断经验等因素的影响。MRA 可重建出血管腔，并根据信号流空的面积判断狭窄的程度，对 RAS 诊断的准确性较高，尤其对肾动脉近端 1/3 段的狭窄诊断准确性更高[1]，而肾动脉起始部 1～2 cm 处是 RAS 最易累及的部位。由于采用钆（Gd）作为增强剂，MRA 可用于肾功能不全者。其不足之处在于对副肾动脉和肾动脉分支血管显示欠佳，也不适用于体内有金属医疗植入物的患者。CTA 作为一种无创性方法，通过静脉注射造影剂同时进行快速扫描可得到主动脉、肾动脉及肾的三维影像，其对肾动脉主干狭窄 ≥ 50% 的诊断灵敏度接近 100%，特异度为 97%[2]。CTA 的检查费用要低于 MRA，但 CTA 的造影剂用量较大，对于肾功能不全者应慎用。

核素肾动态显像作为一种非侵入性的功能性检查方法，以其独特的成像原理和显像特点，越来越得到临床的关注和认可。此法从生理角度观察 RAS 引起的机体变化，既可显示双肾位置、大小及功能性肾组织形态，也可对分肾血流、功能代谢及上尿路引流情况进行定性评价和定量测定，提供分肾方面的影像信息及参数，从而对肾动脉狭窄患者的病情进行筛查和评估。肾动态显像中，狭窄侧肾的典型影像表现是：血流灌注相示患侧肾显影时间延迟，影像缩小，显像剂分布减少，轮廓欠清楚；功能相示患侧肾影小，肾图曲线明显低于健侧肾而呈小肾图。肾功能明显受损时，肾实质显像剂清除速率缓慢。若患侧肾不显影，肾图呈无功能曲线，提示肾功能丧失，此时应注意与先天性孤立肾相鉴别。需要注意的是，肾动脉狭窄程度较轻，患肾功能受损不明显时，由于肾本身的代偿作用，肾动脉显像可无明显异常表现，此时可以通过卡托普利介入试验肾动态显像进一步协助诊断（参见病例 12）。

值得注意的是，RAS 可引发患者肾素活性增高。测定血浆肾素活性水平的变化有助于 RAS 的诊断，并可预测 RAS 的疗效。利用卡托普利介入试验测定血浆肾素水平的变化对 RAS 的诊断更有帮助。若 RAS 患者术前血浆肾素水平升高，则手术和介入治疗高血压的效果好；反之，术前血浆肾素水平正常者治疗效果不好。但是血浆肾素测定方法的影响因素较多（如患者的准备、取样体位、测定技术、样本处理等），这些因素常导致假阴性，使准确性降低[3]。

参考文献

［1］King BF. Diagnostic imaging evaluation of renovascular hypertension. Abdom Imaging，1995，20（5）：395-405.

［2］Kim TS，Chung JW，Park JH，et al. Renal artery evaluation：comparison of spiral CT angiography to intra-arterial DSA. J Vasc Interv Radiol，1998，9（4）：553-559.

［3］Distler A and Spies KP. Diagnostic procedure in renovascular hypertension. Clin Nephrol，1991，36（4）：174-180.

（崔永刚　范　岩）

病例12　卡托普利介入试验肾动态显像诊断肾血管性高血压

病史及检查目的

患者女性，34 岁，间断头痛 2 年，发现血压增高 1 年，最高 140/100 mmHg。实验室检查示肾功能指标正常，腹部超声检查发现右肾小，结构欠清晰，肾动脉彩超示右肾动脉狭窄。为进一步明确肾血管性高血压诊断，行卡托普利介入试验 ^{99m}Tc-DTPA 肾动态显像。

卡托普利介入试验肾动态显像

检查方法：患者检查前停用血管紧张素转换酶抑制剂和血管紧张素 II 受体阻断剂 5 个服药周期，停利尿剂 3 天；检查当日停服所有降压药。介入试验采取二日法方案。第 1 日按常规方法行基础肾动态显像（病例图 12-1）。第 2 日行卡托普利介入试验肾动态显像，卡托普利用量 50 mg，于服药前、服药后 15 min、30 min、60 min 及显像结束后监测血压；介入显像检查当日空腹，口服卡托普利 30 min 后进半流食并饮水 500 ml，服药 1 h 后进行肾动态显像。显像方法及图像处理同常规肾动态显像（病例图 12-2）。

检查所见：肾动脉灌注相示左肾血流灌注在基础与介入显像中均未见异常；右肾血流灌注均低于左肾。肾功能相示左肾在基础与介入显像中均显影清晰，大小和形态正常，皮质显像剂摄取及清除速率正常，至显像结束时肾盏、肾盂内未见显像剂滞留。右肾在基础显像中显示形态缩小，肾皮质显像剂清除速率减低，至显像结束时肾盏、肾盂内可见部分显像剂滞留；而在介入显像中，除前 2 min 可见隐约显影外，之后右肾未见明显显影。肾图曲线示：左肾 a、b、c 段均正常；右肾在基础显像中 a 段降低，无

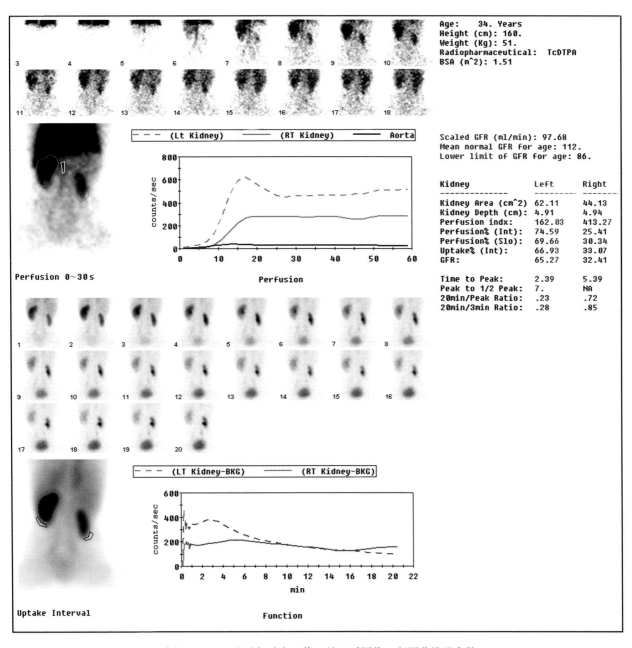

病例图 12-1　基础肾动态显像：处理后图像、肾图曲线及参数

明显 b 段，曲线近乎呈水平型延长线；而在介入显像中曲线呈低水平递降型。GFR 值（ml/min）：基础显像，左肾 65，右肾 33，总肾 98；介入显像，左肾 66，右肾 17，总肾 83（总肾参考值≥ 68）。

检查意见：①右肾小，血流灌注减低，功能受损，卡托普利介入试验阳性，考虑右侧 RAS 可能大；②左肾血流灌注和功能正常，卡托普利介入试验阴性；③双侧上尿路引流通畅。

临床随访结果

患者进一步行数字减影血管造影（DSA）检查，结果示右肾动脉起始部狭窄 90%，左肾动脉正常。随后对患者行右肾动脉支架术治疗，术后监测血压正常，考虑肾血管性高血压诊断明确。

病例相关知识及解析

肾血管性高血压（renal vascular hypertension，RVHT）是继发性高血压中常见的类型之一，国外报

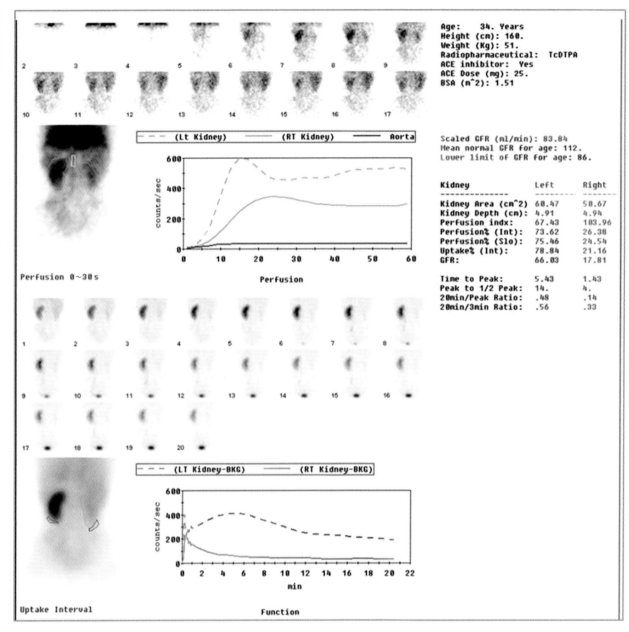

Age: 34. Years
Height (cm): 160.
Weight (Kg): 51.
Radiopharmaceutical: TcDTPA
ACE inhibitor: Yes
ACE Dose (mg): 25.
BSA (m^2): 1.51

病例图 12-2　卡托普利介入试验肾动态显像：处理后图像、肾图曲线及参数

道人群发病率为 3% ～ 5%[1-2]。肾动脉狭窄（RAS）是引起 RVHT 和缺血性肾病的常见原因，其产生
RVHT 的主要机制是，肾血管狭窄后使肾实质缺血，引起肾素-血管紧张素-醛固酮系统活性增高，造
成血管收缩和水钠潴留，最终导致高血压。

　　肾动态显像是诊断 RAS 的一种常用无创性检查方法，但对于轻度 RAS 的患者，常规肾动态显像往
往呈假阴性表现。其原因是肾动脉主干及其分支血管发生狭窄后，肾血流灌注减少会刺激肾小球旁器，
引起肾素分泌增多，进一步使血管紧张素 Ⅱ 合成增多，而血管紧张素 Ⅱ 可通过使肾小球的出球小动脉收
缩来维持肾小球内的滤过压，以保持正常的滤过分数和肾小球滤过率（GFR）。因此，对于轻度 RAS 患
者，常规肾动态显像检出率并不高。

　　临床实践表明，卡托普利介入试验肾动态显像可明显提高 RAS 导致的肾缺血改变的检出率，从而
更为特异地诊断 RVHT。卡托普利介入试验肾动态显像是基于 RAS 造成肾素-血管紧张素-醛固酮系统
活性增高这一生理机制进行的。卡托普利作为血管紧张素转换酶抑制剂（ACEI）类药物，可阻止血管
紧张素 Ⅰ 转换成血管紧张素 Ⅱ，其结果是使出球小动脉舒张，滤过压降低，GFR 下降。这一机制使得

卡托普利介入前、后的肾动态显像会有不同表现。典型表现是卡托普利介入后肾动态显像显示患侧肾功能较介入前下降，一些相关指标也出现相应变化，包括肾图曲线受损类型加重、分肾摄取率下降、20 min清除率（C_{20}）降低和峰时延长等。因此，对于单侧 RAS 患者通常介入显像后双肾功能的不对称性会进一步加大，而健肾功能常无明显变化。当患肾 GFR 下降 ≥ 10%、单侧肾皮质出现明显的显像剂清除延迟、摄取率下降 ≥ 10%，均高度提示 RAS。此外，卡托普利介入后引起的暂时性患肾功能降低表明 RAS 已导致肾缺血发生，存在肾素-血管紧张素-醛固酮系统引起的代偿效应。因此，卡托普利介入试验肾动态显像可从生理角度观察 RAS 引起的机体变化，判断 RAS 是否已引起了肾功能代偿性的改变，并较好地判断分肾和总肾功能。

卡托普利介入试验肾动态显像作为一种无创性 RVHT 辅助诊断方法，在肾血管重建术疗效预测方面的应用价值也得到了肯定。大量研究证实，术前介入试验结果阳性者预示经皮经腔肾动脉血管成形术（percutaneous transluminal renal artery angioplasty，PTRA）或外科手术治疗 RAS 后能有效控制高血压；反之，则预示高血压治疗效果不好。另外，利用此检查也有助于 RVHT 患者选择抗高血压药物，结果阳性者提示 ACEI 治疗对患者肾功能可能会有影响，应在使用 ACEI 时密切监测肾功能。然而，该项检查也有一定局限性，比如对双侧 RAS、分支血管狭窄、肾功能受损严重者的诊断敏感性较低[3]；若伴有上尿路梗阻时，准确性也会下降。另外，长期服用钙拮抗剂，也可能导致本检查的假阳性。

总的来说，卡托普利介入试验肾动态显像是一种安全有效的无创性检查方法，在 RVHT 的辅助诊断、疗效判断及预后评估方面有着重要的临床应用价值。

参考文献

［1］Setaro JF，Saddler MC，Chen CC，et al. Simplified captopril renography in diagnosis and treatment of renal artery stenosis. Hypertension，1991，18（3）：289-298.

［2］Chonchol MB，Linas SL. Renal artery stenosis. Primary Care Case Review，2002，5（4）：167-173.

［3］Chen CC，Hoffer PB，Vahjen G，et al. Patients at high risk for renal artery stenosis：a simple method of renal scintigraphic analysis with Tc-99m DTPA and captopril. Radiology，1990，176（2）：365-370.

（崔永刚 范 岩）

IV. 肾动态图像质量控制相关问题

病例 13 显像剂注射对肾动态显像的影响

病史及检查目的

患者男性，75 岁，因反复血尿半个月就诊。患者半个月前无明显诱因出现血尿，之后反复发作，并伴排尿后尿道口疼痛，尿量正常，无双下肢水肿。查体：血压 150/70 mmHg（既往未服用过降压药）。实验室检查：肌酐 155 μmol/L（参考值 59 ～ 104 μmol/L），尿素 6.53 mmol/L（参考值 1.70 ～ 8.30 mmol/L），尿酸 411 μmol/L（参考值 208 ～ 428 μmol/L）。泌尿系统超声检查发现左肾积水、实质变薄，左侧输尿管扩张，左侧输尿管中下段结石可能；右肾未见明显异常。为进一步评估双肾功能及上尿路引流情况行肾动态显像。

肾动态显像

检查方法： 患者常规饮水（300 ～ 500 ml）30 min 后及排尿后，肘静脉"弹丸"式注射显像剂 ^{99m}Tc-DTPA 6 mCi（222 MBq），即刻行后位双肾区连续动态采集，第 1 时相为快动态血流灌注相显像（每帧 2 s，采集 1 min），第 2 时相为慢动态肾功能相显像（每帧 1 min，采集 20 min）（病例图 13-1 和 13-2）。

检查所见： 血流灌注相显像中腹主动脉显影欠清晰，左肾未见明确显影，右肾影像模糊，轮廓不清。肾功能相显像中右肾显影，位置正常，大小及形态尚可，检查初期肾影较淡，随时间延长肾皮质影像逐渐增浓，呈"倒相"，随显像时间延长，血本底影像亦逐渐增浓，膀胱可见显影。左肾始终未见明确显影。肾图曲线示右肾图 a 段矮小，b 段上升斜率明显减低，曲线近乎呈略向上延伸的水平型延长线，无下降趋势。GFR 值：右肾 3 ml/min，总肾 3 ml/min（总参考值 ≥ 68 ml/min）。

从上述肾动态显像、肾图曲线及处理参数可以看出，左肾呈无功能表现，右肾血流灌注减低，功能严重受损（GFR 值仅为 3 ml/min），此结果看上去与泌尿系统超声及实验室检查结果有所不符。鉴于患者显像中腹主动脉显影欠佳，慢动态显像中血本底影像逐渐增浓，且结束后发现注射点处放射性计数明显增高，考虑显像剂注射外漏可能干扰了本次检查结果。经与临床医师及患者充分沟通后，间隔 3 日后该患者再次进行了肾动态显像检查（病例图 13-3 和 13-4）。

二次肾动态显像

检查方法及影像所见： 检查方法同前。血流灌注相显像中腹主动脉显影清晰，左肾未显影，右肾显影模糊，轮廓不清。功能相显像中左肾仍未见明显显影；右肾显影清晰，位置、形态及大小正常，右肾皮质对显像剂摄取速率正常，但清除速率减低，至显像结束时肾盏、肾盂内未见明显显像剂滞留。肾

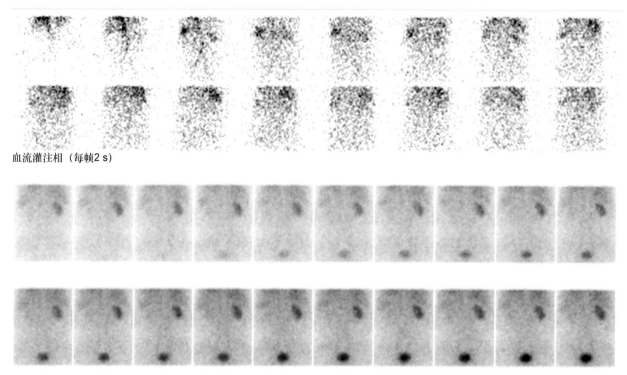

血流灌注相（每帧2 s）

功能相（每帧1 min）

病例图 13-1 肾动态显像（上一组为快动态图像，下一组为慢动态图像）

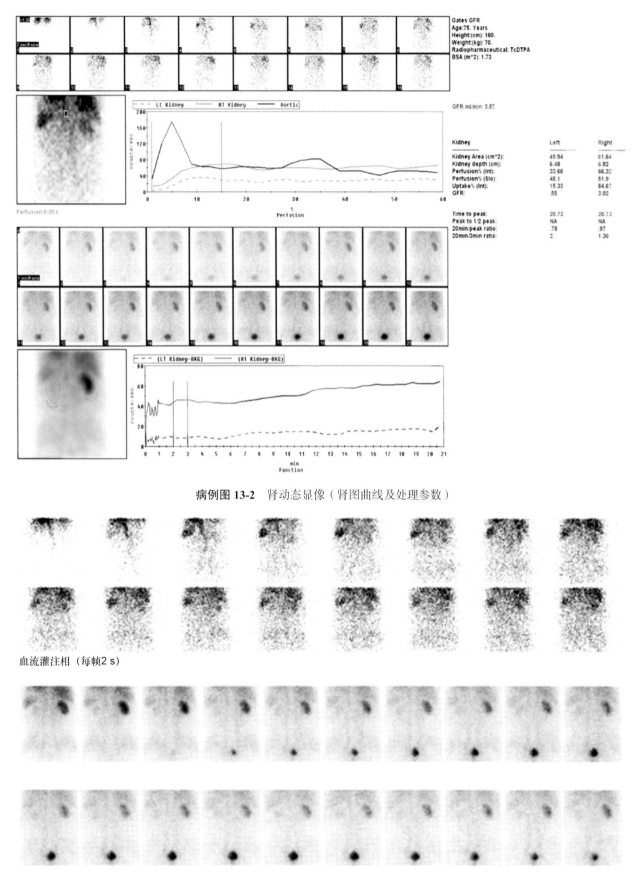

病例图 13-2　肾动态显像（肾图曲线及处理参数）

血流灌注相（每帧2 s）

功能相（每帧1 min）

病例图 13-3　二次肾动态显像（上一组为快动态图像，下一组为慢动态图像）

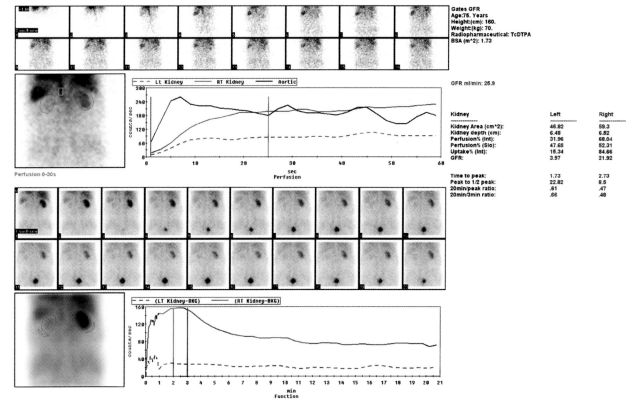

病例图 13-4 二次肾动态显像（肾图曲线及处理参数）

图曲线示：左肾图呈低水平延长线型；右肾图 a 段低，b 段上升斜率稍减低，c 段下降延缓。C_{20}：右肾22%。GFR 值：右肾 22 ml/min。动态采集结束后测量患者上肢注射点部位，无显像剂外漏现象。

检查意见： 左肾无明显血流灌注，呈无功能样改变；右肾血流灌注减低，功能中度受损。

病例相关知识及解析

肾动态显像是临床常用的无创性评价肾功能的影像学方法，尤其在分肾功能评价中独具优势。显像剂以 ^{99m}Tc-DTPA 最为常用，该显像剂入血后能够快速经肾排泄，并且几乎全部通过肾小球滤过排出。因此，^{99m}Tc-DTPA 肾动态显像可以计算肾小球滤过率（GFR），由 Gates 公式计算得到：

$$总肾\ GFR（ml/min）= 9.81270 \times \frac{\dfrac{左肾净计数率}{e^{-\mu YL}} + \dfrac{右肾净计数率}{e^{-\mu YR}}}{注入体内的总计数率} \times 100 - 6.82519$$

$$分肾\ GFR（ml/min）= 总肾\ GFR \times（分肾净计数率 / 双肾净计数率）$$

式中 $\mu = 0.153$，为 ^{99m}Tc 在组织内的衰减系数；YL 和 YR 分别为左、右肾脏深度，可根据身高和体重利用Tonnesen 公式推算。

利用 ^{99m}Tc-DTPA 肾动态显像测定 GFR 存在一些影响因素，包括：显像剂的血浆蛋白结合率、显像剂的用量、肾感兴趣区的勾画、本底感兴趣区的选择以及肾脏深度等[1-3]。另外，显像剂的注射也需要质量保障，即应保证显像剂全部注入血管中，如果一部分显像剂未入血而是渗漏到皮下软组织中，短时间内经肾小球滤过的显像剂会减少，肾区放射性计数减低。Gates 公式中，注入体内的总计数率是由注射前满针计数与注射后空针计数相减得到，公式是以显像剂短时间内全部进入血液经肾排泄为基础的，如果在注射时有较多显像剂外漏，会导致双肾区的净计数率明显减低，造成计算出的 GFR 值偏低。同时，渗漏到皮下的显像剂会通过淋巴管引流缓慢进入血液循环，并经肾排出，在肾动态影像中会出现血本底及肾影像逐渐增浓的表现，出现这种表现时应高度怀疑显像剂外漏，证实的方法是在显像结束后探测患者注射点部位有无明显放射性滞留。出现显像剂外漏时，肾动态显像的图像表现以及所得到的各种参数值误差均会很大，应改日重做。

本例患者第一次肾动态显像时的快动态显像中可观察到腹主动脉显影，但显像欠清晰，图像信噪比较差，慢动态显像时可观察到双肾区影像及本底逐渐增浓。此时肾影表现与肾功能受损时的"倒相"不同（后者肾皮质影像表现为逐渐增浓，但血本底影像不会出现同步增浓，可参见病例5），考虑与注射点渗漏的显像剂逐渐被吸收有关，而第二次在显像剂无外漏的情况下进行的肾动态显像表现也佐证了这一点：①"倒相"现象消失；②右肾GFR值较前明显上升；③注射点放射性计数测量结果不同。由此可见，显像剂静脉注射的质量可能影响GFR值及对显像结果的判断。临床工作中，肾动态显像时多采用"弹丸"式注射显像剂的方式，其目的是为了观察双肾的动脉血流灌注情况，质量好的"弹丸"式注射，腹主动脉显影清晰，这是评价"弹丸式"注射质量最为简便的方法。如果患者的血管条件不好，应首先保证显像剂能全部注入血管中，可采用头皮针建立静脉通路后再注射显像剂，不做"弹丸"式注射，虽然这样对肾血流灌注的观察不佳，但可以保证肾动态显像中的慢动态图像、GFR及相关参数值的可靠性，这种情况常用于小儿肾动态显像检查。

参考文献

［1］李乾，张春丽，王荣福. 肾动态显像测定肾小球滤过率的影响因素. 中国医学影像技术，2004，20（6）：962-964.

［2］张旭初，王荣福，赵光宇，等. 不同型号SPECT肾动态显像GFR正常值的比较. 中国医学影像技术，2010，26（1）：146-149.

［3］Caglar M，Gedik GK，Karabulut E. Differential renal function estimation by dynamic renal scintigraphy：influence of background definition and radiopharmaceutical. Nucl Med Commun，2008，29（11）：1002-1005.

（袁婷婷 范 岩）

病例14　儿童肾动态显像

病史及检查目的

患儿女性，3岁，确诊急性粒细胞白血病，行化疗4个疗程，实验室检查示肾功能指标未见异常。为进一步评估肾功能行肾动态显像（病例图14-1和14-2）。

肾动态显像

检查方法： 检查当天预先静脉留置套管针。检查前30 min常规饮水后，口服水合氯醛7 ml。患儿入睡后仰卧于检查床上，通过套管针注射^{99m}Tc-DTPA 37 MBq，即刻开始行后位肾动态显像。图像采集按常规方法进行。采集后图像用常规软件处理，信息输入时注意勾选"儿童"。

检查所见： 快动态相中，腹主动脉显影不良，双肾缓慢显影。肾功能相中，双肾位置正常，左肾较右肾略小，双肾显像剂清除速率正常，至显像结束时双侧肾盂、肾盏内未见显像剂滞留。肾图曲线示左肾a段略低于右肾，双肾b、c段均正常。C_{20}：左肾42%，右肾45%（成人参考值≥40%）。GFR（ml/min）：左肾36，右肾48，总肾84（成人总肾参考值≥68）。

检查意见： 双肾功能均正常，右肾功能优于左肾，双侧上尿路引流通畅。

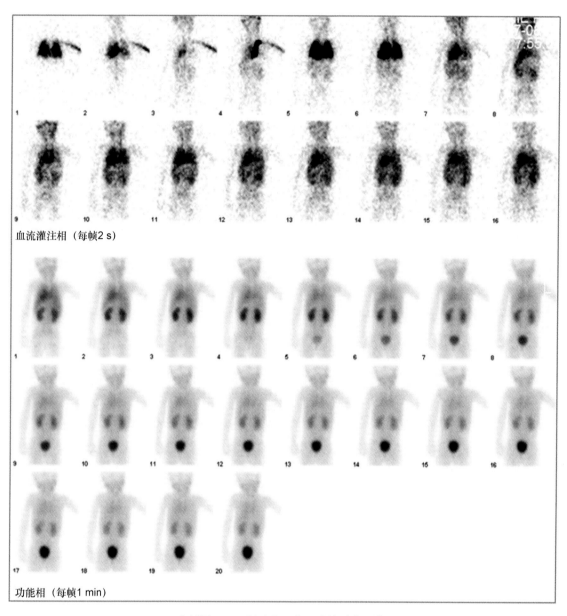

血流灌注相（每帧2 s）

功能相（每帧1 min）

病例图 14-1　肾动态显像：连续动态图像

病例相关知识及解析

　　肾动态显像在临床上已广泛用于肾功能评价，在分肾功能评价上更具优势。由于其辐射量低、安全无创、无禁忌证，在儿童甚至婴幼儿中也得到应用。

　　儿童进行肾动态显像时，与成人相比有一些特殊性：①在成人，显像剂的注入方式常规为"弹丸"式静脉注射，但小儿的血管条件多不允许采用这样的注射方式。为保证显像剂能够全部注入血管内，应提前留置静脉套管针或用头皮针建立静脉通道。由于这样注射显像剂时速度较慢，不能形成"弹丸"，腹主动脉显影常不清晰，不易观察双肾动脉灌注影像，故一般不对双肾的血流灌注情况进行判断。②显像剂的用量应满足检查所需的最小化剂量，根据儿童体重或体表面积在成人用量基础上进行校正[1]。③肾动态显像的检查时间较长，小儿多很难配合，为保证检查时体位不动，应事先使用镇静剂让其入睡，检查过程中要求家长陪同在检查床旁，保证小儿身体不移动。④关于 GFR 值的计算，在成人，Gates 公式计算出的 GFR 值需要进行标准化，即按体表面积为 1.73 m^2 进行归一。标准化后的 GFR 值才能与参考值进行对比评估。由于儿童的体表面积与成人差异过大，标准化后的 GFR 值过高，

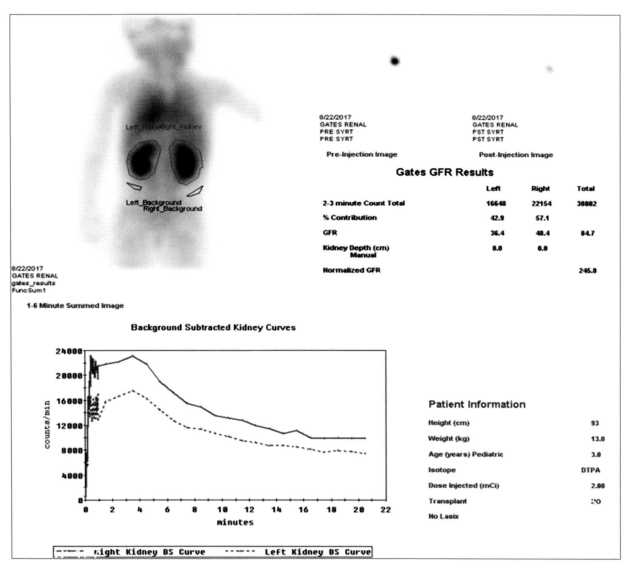

病例图 14-2　肾动态显像：肾图曲线及参数

且目前缺乏儿童的 GFR 正常参考值，这样就很难进行评价。因此，在儿童，推荐使用自身体表面积计算得到的 GFR 值，此时可参照成人的正常参考值进行评估。

参考文献

[1] 王荣福，安锐. 核医学. 9 版. 北京：人民卫生出版社，2018.

（孙宏伟　范　岩）

病例 15　肾动态显像中的"肠影"

病史及检查目的

患者女性，44 岁。自述 4 年前因双侧输尿管结石行手术治疗，术后开始出现双侧输尿管狭窄及双肾积水，于 1 年前针对输尿管狭窄再次行手术治疗。现为评估双肾功能及上尿路引流情况行 ^{99m}Tc-DTPA 利尿试验肾动态显像（病例图 15-1 至 15-3）。

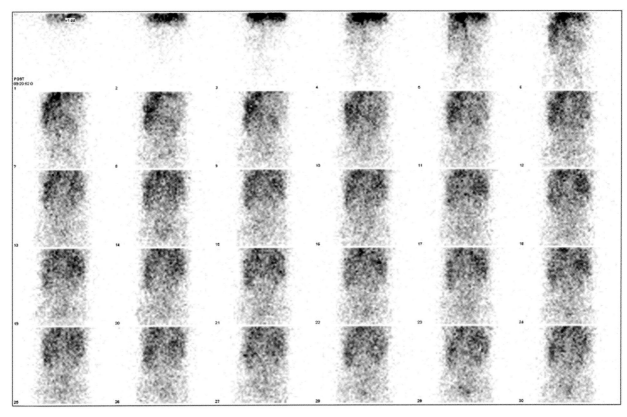

病例图 15-1　肾动态显像：血流灌注相图像

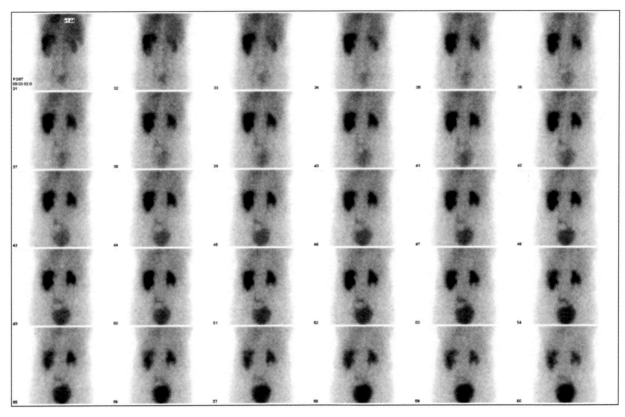

病例图 15-2　肾动态显像：功能相图像

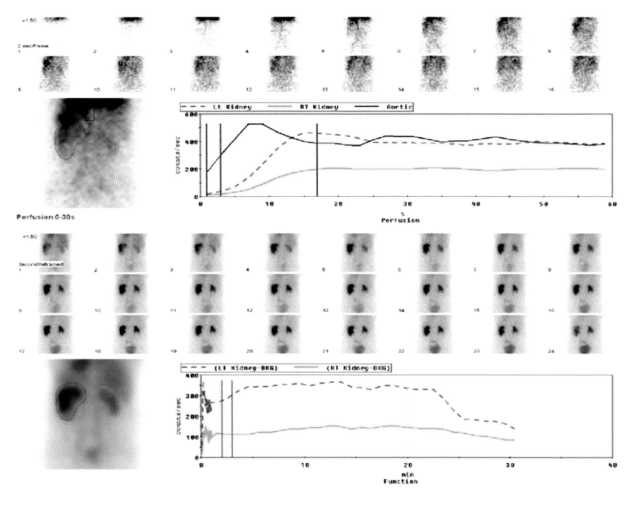

病例图 15-3　处理后图像及肾图曲线

利尿试验肾动态显像

检查方法： 检查当日患者正常饮食，注射显像剂前 30 min 饮水 300 ml，检查前排空膀胱；患者采用仰卧位，进行后位采集，视野包括双肾和膀胱。肘静脉 "弹丸" 式注射 ^{99m}Tc-DTPA 185 MBq，即刻行连续动态采集；第 1 时相为血流灌注相，每帧 2 s，共采集 60 s；第 2 时相为慢动态肾功能相，每帧 1 min，连续采集至 20 min 时，静脉注射呋塞米 20 mg，嘱患者保持体位不动，继续采集 10 min。图像处理：应用专用处理软件及感兴趣区（ROI）技术，获取双肾血流灌注和功能曲线及相关定量参数。

检查所见： 左肾血流灌注未见异常，大小、形态可，肾皮质显像剂清除速率正常；右肾血流灌注减低，影像小而淡，肾皮质显像剂清除速率减低；显像至第 20 min 时双侧肾盂及肾盏内均可见明显显像剂滞留，注射呋塞米后双肾盂、肾盏内滞留显像剂逐渐减少，至显像结束时大部分消失。肾图曲线示左肾 a、b 段基本正常，右肾 a、b 段减低，双肾 c 段下降缓慢，注射呋塞米后，双侧曲线下降均加快。约于显像开始后 5 min 膀胱上方开始出现条形放射性浓聚影，且基本与双肾影像同步增浓后减淡。膀胱影像随时间延长而逐渐增浓。肾小球滤过率（GFR）：左肾 60 ml/min，右肾 24 ml/min，总肾 84 ml/min。

检查意见： 左肾功能正常，右肾功能受损；双侧上尿路引流不畅，考虑以非机械性梗阻为主；膀胱上方条形放射性浓聚影，肠道显影？请结合临床。

临床资料补充

针对肾动态显像中在腹腔内非输尿管走行区（膀胱上方）出现异常放射性浓聚影，再次追问患者病史，得知该患者因"双侧输尿管狭窄"行回肠代双侧输尿管手术，因此考虑该浓聚影像为回肠代输尿管显影所致。进一步结合患者近期泌尿系统增强 CT 图像（病例图 15-4），证实了回肠代输尿管影像与肾动态显像中显示的浓聚影像位置吻合。

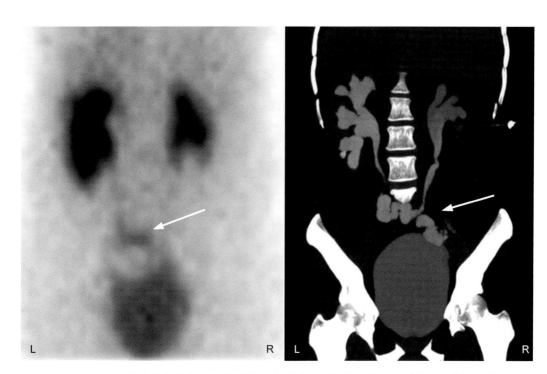

病例图 15-4　该患者肾动态显像及增强 CT 冠状位重建图像，箭头显示为回肠代输尿管

病例相关知识及解析

当肾动态显像中出现泌尿系统以外的放射性浓聚影时，可能与下列因素相关：①污染及所使用的放射性药物本身造成的伪影；②由腹腔穿透伤、手术或医源性创伤、放疗、肠道慢性炎症等造成的尿瘘或肠瘘[1]；③恶性肿瘤、炎性病变血供丰富和毛细血管通透性增加所致病灶摄取 ^{99m}Tc-DTPA 等[2-3]。但上述各种情况的放射性浓聚影像多为在血流灌注相中即可出现。本例患者因为双侧输尿管狭窄行回肠代双侧输尿管手术，造成在正常泌尿系统区域以外出现放射性浓聚影，该影像具有一定的特征性表现：位于膀胱上方的条形放射性浓聚影，与膀胱影像在显像过程中逐渐增浓不同的是，该回肠代双侧输尿管的影像为先增浓后减淡，其对显像剂的摄取与排泄基本与肾同步。

回肠代输尿管手术，即取一段带系膜的游离回肠袢替代病变输尿管进行尿路重建，是目前治疗输尿管病变长度 ≥ 5 cm（即长段输尿管病变）的有效可行的方法（病例图 15-5）。该方法在国外开展较为广泛，在国内因为手术技术较为复杂、远期疗效尚未明确等原因开展较少，而回肠代输尿管治疗双侧输尿管损伤在国内开展更为少见[4]，这也是我们在肾动态显像时很少见到此类患者的原因。肾造瘘是治疗输尿管损伤的常见方法，我们在日常工作中对于肾造瘘患者的肾动态显像较为熟悉，而长期肾造瘘会增加患者感染的风险，需定期更换造瘘管，影响生活质量；其他治疗输尿管病变的方法（包括输尿管端-端吻合术、膀胱瓣输尿管下段成形术等）所能修复的病变长度有限，在长段输尿管病变的治疗中存在一定的局限性。本例患者在碎石术后出现双侧输尿管狭窄及双肾积水，为解除输尿管狭窄而行回肠代双侧输尿管手术，在肾动态显像中注射呋塞米后双肾曲线加速下降，说明该手术已经成功解除了患者的输尿管狭窄问题。

本病例提示在肾动态显像中如果发现泌尿系统以外出现异常放射性浓聚影时应密切结合病史，补充相关影像学资料，并加做局部 SPECT/CT 对浓聚灶进行定位，以分析可能的原因，有助于做出正确诊断。

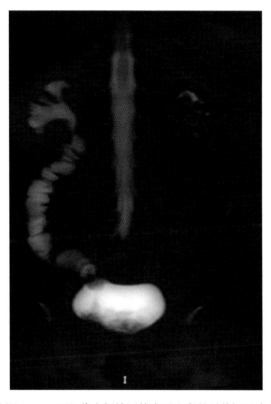

病例图 **15-5**　回肠代右侧输尿管术后患者的磁共振尿路成像

参考文献

［1］Lang EK，Allaei A，Robinson L，et al. Minimally invasive radiologic techniques in the treatment of uretero-enteric fistulas. Diagn Interv Imaging，2015，96（11）：1153-1160.

［2］邓智勇，马世兴，谢燃，等 . ^{99m}Tc-DTPA 肾动态显像发现盆腔转移性肺癌一例 . 中华核医学杂志，2006，26（6）：36.

［3］Zhu W，Xiong S，Fang D，et al. Minimally invasive ileal ureter replacement：Comparative analysis of robot-assisted laparoscopic versus conventional laparoscopic surgery. Int J Med Robot，2021，17（3）：e2230.

［4］钟文龙，杨昆霖，李学松，等 . 回肠代输尿管术治疗双侧长段输尿管损伤一例报告并文献复习 . 中华泌尿外科杂志，2016，37（8）：599-601.

（陈 钊 范 岩）

V. 泌尿系统感染性疾病

病例 16　肾静态显像用于肾盂肾炎鉴别诊断

病史及检查目的

患者女性，62 岁，11 个月前患者曾因左肾结石于外院行冲击波碎石及输尿管支架置入术，术后开始出现发热，体温最高 39℃，抗炎治疗后好转。但此后患者反复发热，反复给予抗感染治疗，并先后行支架置换术 8 次，近期再次出现发热，为进一步诊治入院。入院查体：双肾区未见隆起、未及叩痛，双输尿管走行区未及压痛，双下肢无水肿。实验室检查：血常规阴性；尿常规示白细胞 4627/µl（参考值 0～30/µl），红细胞 93/µl（参考值 0～25/µl），细菌 31 202/µl（参考值 0～131/µl）。CT 尿路造影示双肾实质未见明显异常，左肾盏多发结石。为进一步明确肾盂肾炎诊断行肾静态显像。

肾静态显像

检查方法： 患者静脉注射 ^{99m}Tc- 二巯基丁二酸（^{99m}Tc-DMSA）185 MBq 后 2 h 先行肾区前、后位平面图像采集（病例图 16-1），随后行相应部位 SPECT/CT 显像（病例图 16-2）。

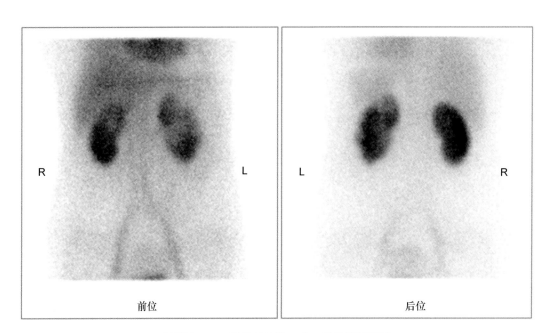

病例图 16-1　肾静态显像：前、后位平面显像

检查所见： 双肾显像清晰。左肾位置正常，肾影较对侧略增大，轮廓不规整，放射性分布不均匀，左肾可见多发放射性分布减低、缺损区，CT 定位于肾皮质，局部未见异常密度改变。右肾位置、大小、形态及放射性分布未见明显异常。

检查意见： 左肾皮质多发放射性减低、缺损区，考虑为"瘢痕征"，符合肾盂肾炎表现。

病例相关知识及解析

本病例患者因肾结石碎石、输尿管支架置入术后出现感染症状，多次行支架置换术和抗炎治疗，不能彻底解决问题，此次再次出现发热，尿液化验可见大量白细胞及细菌，这些均提示存在尿路感染。然而，临床上进一步区分肾盂肾炎与下尿路感染是很有必要的，因为肾盂肾炎感染容易引起肾瘢痕形成，早期有效的治疗可明显降低肾瘢痕的风险。但该患者肾区未及叩击痛，CT 尿路造影检查提示左肾盏内结石，肾皮质并未发现异常，难以判断是否存在肾盂肾炎。

^{99m}Tc-DMSA 肾静态显像是一种检测存活肾小管细胞功能的核素显像技术。显像剂经静脉注射后通过肾小管上皮细胞吸收浓聚或肾小球滤过后被肾实质细胞浓聚，并长时间滞留于肾小管上皮细胞内，因而能获得清晰的肾皮质影像。急性肾盂肾炎时，肾小管细胞出现损伤伴间质水肿，压迫肾小球，诱发肾小管毛细血管管腔闭塞，构成局灶性缺血，故肾静态显像表现为单发或多发的显像剂缺损区，也可见弥漫性显像剂分布稀疏区。当病变发展为慢性肾盂肾炎时，伴随着瘢痕的形成，肾影可变小，瘢痕部位显

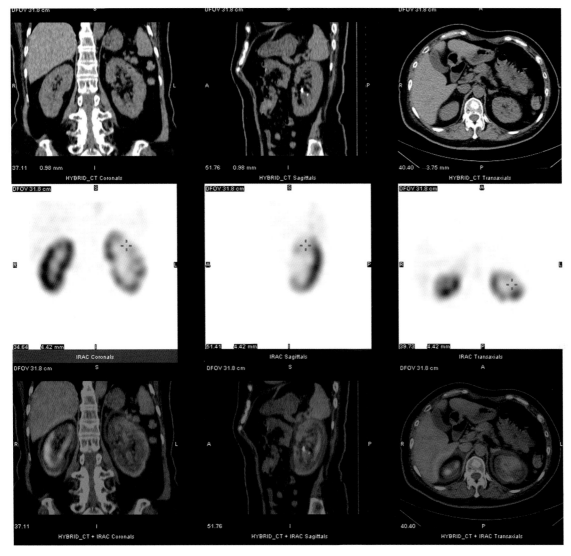

病例图 16-2　肾静态显像：肾 SPECT/CT 显像

像剂摄取亦减低，分布稀疏不均匀。^{99m}Tc-DMSA 肾静态显像被认为是诊断肾盂肾炎及肾瘢痕形成的金标准[1-2]。对于输尿管支架置入术后相关的尿路感染，部分患者由于排尿时反流性的肾盂压力升高也会出现腰部疼痛，所以患者的腰痛症状在判断是否存在上尿路感染时失去了临床价值。因此，有学者研究认为输尿管支架置入术后的患者若出现寒战、发热时，应将 ^{99m}Tc-DMSA 肾静态显像检查作为诊断肾盂肾炎的首选检查手段，并针对感染尽早治疗[3]。本病例肾静态显像结果提示左肾多发放射性减低、缺损区，符合炎性病变表现，为临床提供了上尿路感染的依据。

参考文献

[1] Lavocat MP，Granjon D，Allard D，et al. Imaging of pyelonephritis. Pediatr Radiol，1997，27（2）：159-165.

[2] Rushton HG. Urinary tract infections in children. Epidemiology，evaluation，and management. Pediatr Clin of North Am，1997，44（5）：1133-1169.

[3] 何恒，虞玉存，何咏. 留置输尿管支架管合并发热性尿路感染男性患者的临床特点与肾脏形态研究. 中华实验和临床感染病杂志（电子版），2016，10（5）：575-578.

（王　爽　李　眉）

病例 17 肾静态显像用于儿童急性肾盂肾炎诊断与治疗评估

病史及检查目的

患儿男性，6 月龄，因间断发热 6 天就诊，无明显哭闹、嗜睡、喂养困难等症状。查体：尿道口稍红。实验室检查：尿蛋白 3＋，白细胞 48.9/μl，降钙素原（PCT）0.383 ng/ml，超敏 C 反应蛋白（hsCPR）13.0 mg/L，红细胞沉降率（ESR）24 mm/h；免疫 8 项：IgG 2.83 g/L，IgM 0.23 g/L，C3 1.52 g/L，CMV-IgM 阴性、CMV-IgG 阳性。泌尿系统超声未见明显异常。逆行尿路造影未见膀胱输尿管反流。既往史：患儿 1 个月前曾间断发热，于外院抗炎治疗后好转。临床考虑尿路感染可能，为进一步明确诊断，行 ⁹⁹ᵐTc-DMSA 肾静态显像。

肾静态显像

检查方法：静脉注射 ⁹⁹ᵐTc-DMSA 3 h 后行双肾前位、后位、左后斜位及右后斜位平面显像（病例图 17-1）。

检查所见：双肾显影清晰，右肾轮廓不完整，上极外侧缘皮质显像剂分布明显稀疏，局部缺损，范围大小约为 2.3 cm×2.0 cm，与正常区摄取比值为 0.20～0.38；左肾形态规整，皮质内显像剂分布均匀，未见明显分布稀疏及缺损。双肾大小约为：左肾 5.9 cm×3.0 cm，右肾 5.9 cm×3.2 cm；双侧分肾功能相对摄取比：L ＝ 55.46%，R ＝ 44.54%。

检查意见：右肾形态不规整，上极外侧缘皮质功能明显受损，考虑急性肾盂肾炎所致。

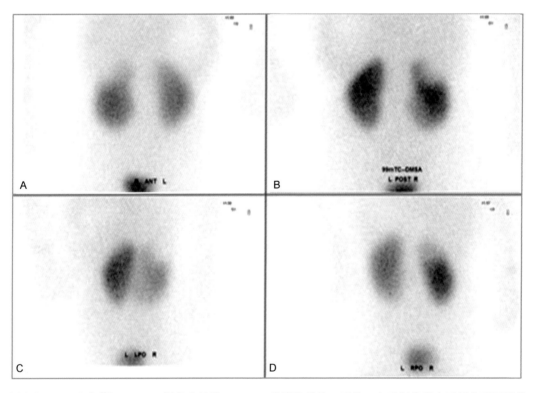

病例图 17-1 患儿 ⁹⁹ᵐTc-DMSA 肾静态显像。**A ～ D** 分别为前位、后位、左后斜位及右后斜位平面显像

最终临床诊断及随访

根据患儿临床表现及实验室检查结果，结合 DMSA 显像，确诊为急性肾盂肾炎。经拉氧头孢抗感染治疗 1 周后，症状及实验室检查均恢复正常。出院后继续口服抗生素 10 天。4 个月后患儿复查肾静态显像（病例图 17-2），结果示原右肾上极外侧缘皮质功能明显修复，双侧分肾功能相对摄取比：L ＝ 52.81%，R ＝ 47.19%。

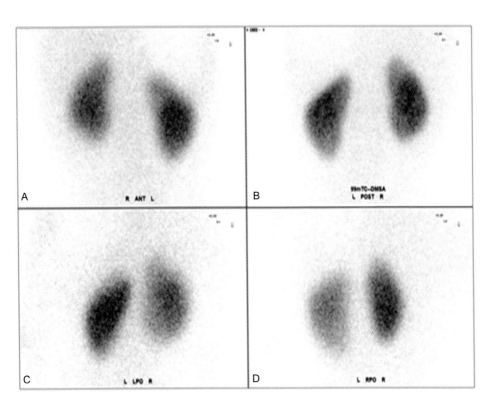

病例图 17-2　治疗后肾静态显像。**A ～ D** 分别为前位、后位、左后斜位及右后斜位平面显像

病例相关知识及解析

小儿肾、输尿管、膀胱及尿道由于在生长发育过程中的结构特点及部分先天畸形，导致大量微生物浸入尿路，较易发生泌尿道感染，临床诊断不难。但在区分上、下尿路感染时，仅依靠实验室检查、尿检查指标不能作为鉴别诊断标准，评价肾有无受损及鉴别上、下尿路感染较为困难。

肾静态显像又称肾皮质显像，所用显像剂经静脉注射随血流经肾时被肾小球滤过或肾小管摄取分泌，大部分被肾皮质近曲小管上皮细胞重吸收并与胞质内巯基结合，能够较长时间在肾皮质内滞留，通过平面或断层显像可清晰显示分肾皮质影像。根据双肾位置、大小、形态及肾实质功能改变情况，可帮助临床鉴别上、下尿路感染。2015 年欧洲泌尿系统学会（EAU）/ 欧洲儿童泌尿系统学会（ESPU）儿童诊治指南及 2016 年中华医学会儿科学分会肾脏学组泌尿道感染诊治循证指南中均将 ^{99m}Tc-DMSA 肾静态显像作为诊断肾盂肾炎及肾瘢痕的"金标准"[1]。该检查安全、无创，对于急、慢性肾盂肾炎及皮质瘢痕肾的诊断阳性率明显高于超声、CT、IVP 及 MRI，目前已广泛应用于儿科临床，不仅可更早地发现病变，采取及时有效的治疗，预防和阻止皮质瘢痕发生，还可作为疗效评估的方法。

^{99m}Tc- 二巯基丁二酸（^{99m}Tc-DMSA）和 ^{99m}Tc- 葡庚糖酸钙（^{99m}Tc-GH）是临床上常用的两种皮质显像剂。^{99m}Tc-DMSA 主要与肾皮质的近端小管的上皮细胞及近髓肾单位结合，滞留于肾皮质，注射后 10 min 摄取达高峰，仅 25% 的显像剂注射后早期经肾小球滤过并排入膀胱内，5 h 内约 54% 聚集在肾实质内并保持相对稳定，皮髓质之比为 22：1，由于内部显像剂排泄缓慢，皮质显影清晰，肾盂及输尿管不显影或轻度显影。

儿童剂量为 1.85 MBq（0.05 mCi）/kg，最小剂量 18.5 MBq（0.5 mCi），最大剂量 185 MBq（5 mCi）。^{99m}Tc-GH 部分被肾小球滤过并快速排入尿液中，部分被肾小管上皮细胞重吸收并随时间延长逐渐增浓从而可较长时间滞留在肾皮质内。此种显像剂早期可观察肾集合系统情况，延迟显像可清晰显示肾皮质功能形态学改变状况。可同时作为肾动态及静态显像剂。儿童剂量为 7.4 MBq/kg，最小剂量 74 MBq，最大剂量 370 MBq。

检查前无特殊准备，对于无法配合的患儿可使用水合氯醛（0.4 ～ 0.5 ml/kg）镇静剂制动。注射显像剂后 2 ～ 3 h 为最佳显像时间，也可根据病情于 3 ～ 6 h 或 24 h 行延迟显像。检查前尽量排空膀胱。平面显像常规采集前位、后位、左后斜位及右后斜位图像，必要时加做左侧位和右侧位图像。平面显像不能清晰显示病灶时，应进一步加做断层显像。

急性肾盂肾炎的影像表现为单侧或双侧肾的单发或多发显像剂稀疏、缺损区，也可表现为肾肿大、显像剂分布弥漫性稀疏；慢性肾盂肾炎影像表现为肾影减小，肾萎缩，瘢痕部位显像剂摄取明显减低，分布明显稀疏或缺损；肾瘢痕形成则表现为肾容量减少，肾皮质变薄，肾形态异常、轮廓缩小，或有楔形、卵圆形缺损；下尿路感染表现为双肾位置、形态和轮廓正常，肾实质内放射性分布均匀[2]。

肾静态显像除了常用于急性肾盂肾炎及肾瘢痕的诊断外，还可用于以下临床情况：①发现先天性肾形态及位置异常，如马蹄肾、异位肾、孤立肾和多囊肾（病例图 17-3）等，这对于儿童腹膜后常见肿瘤的鉴别诊断具有重要意义；②检出肾内占位性病变，如发生在肾的良性或恶性肿瘤（肾母细胞瘤、肾血管瘤、肾转移瘤等）、肾囊肿、肾脓肿等，在肾显像中以肾皮质内显像剂分布稀疏、缺损为主要表现[3]，若使用 SPECT/CT 技术可帮助判断病变性质。

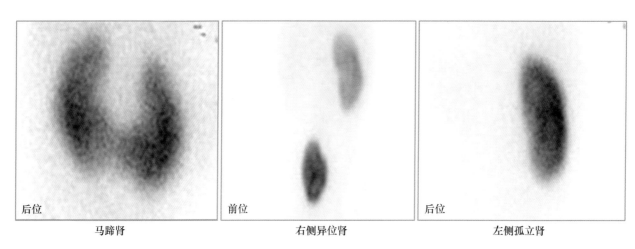

后位	前位	后位
马蹄肾	右侧异位肾	左侧孤立肾

病例图 17-3 肾静态显像发现肾位置和形态异常

^{99m}Tc-DMSA 显像应用于临床多年，在儿科应用较普遍，成人相对应用较少，其能够对肾盂肾炎及肾瘢痕进行准确诊断和临床疗效评估，具有其他影像学方法不可替代的价值。随着 SPECT/CT 的大量临床使用，得到 SPECT/CT 融合成像的多种诊断信息，还可对以往单纯功能显像诊断不明确的病变进行进一步定性，改变以往单纯显像无法定性的历史。

参考文献

［1］中华医学会儿科学分会肾脏学组 . 泌尿道感染诊治循证指南（2016）. 中华儿科杂志，2017，55（12）：898-901.

［2］李益卫，钱蔷英，赵瑞芳，等 . ^{99m}Tc-DMSA 肾皮质显像和肾超声检查在小儿急性肾盂肾炎中的对比研究 . 中华核医学杂志，2010，30（5）：336-338.

［3］陈跃，庄红明，杨吉刚，等 . 儿科核医学 . 北京：人民卫生出版社，2013.

（王 芳 方 磊 吴 敏）

VI. 不孕症

输卵管显像用于输卵管功能检测

病史及检查目的

患者女性，31 岁，结婚 7 年余，5 年前在孕 2 月时因"外伤后阴道流血"行人工流产。术后性生活正常，未避孕，但一直未再怀孕。患者平素月经规律，经量正常，无痛经。2 年前在当地医院行输卵管通液试验，自诉正常。曾多次使用促排卵药氯米芬。既往无结核、肝炎史，无遗传病史。配偶精液检查正常。

查体：妇科未见明显异常。内分泌激素测定无异常。

经阴 B 超检查：子宫前位，大小及形态正常，子宫内膜线清。右侧卵巢大小 2.0 cm×1.3 cm，前期卵泡少；左侧卵巢大小 2.2 cm×2.3 cm，内探及 1.0 cm 优势卵泡一个。检查结论：子宫及双侧附件未见异常。

子宫输卵管造影（hysterosalpingography，HSG）检查：经宫颈口注入造影剂顺利，宫腔形态大致正常，双侧输卵管走行可，通畅，盆腔内造影剂弥散良好（病例图 18-1）。检查结论：子宫输卵管造影未见明显异常。

患者为进一步明确不孕原因，行放射性核素输卵管显像。

核素输卵管显像

检查方法及影像所见：按下列方法采集三时相图像，并观察影像变化。第 1 时相：常规子宫腔内插管，注入显像剂 $^{99m}TcO_4^-$（37 MBq，1 ml）后即刻以每帧 2 s 的速度行盆腔前位动态平面显像，采集时间共 60 s。显像时间内双侧输卵管远端（卵巢）部位未见放射性聚集（病例图 18-2 A）。第 2 时相：继续以每帧 1 min 行盆腔前位动态显像，采集时间 30 min。双侧输卵管远端（卵巢）部位始终未见放射性浓聚，阴道内见较多放射性出现（病例图 18-2 B）。第 3 时相：再次缓慢向宫腔内注入显像剂 $^{99m}TcO_4^-$（37 MBq，10 ml），同时以每帧 5 s 的速度行盆腔前位动态显像。可见双侧输卵管远端（卵巢）及周围放射性聚集明显增加，周围弥散良好（病例图 18-2 C）。

检查意见：双侧输卵管机械性通畅，双侧输卵管无功能，考虑双侧输卵管蠕动功能重度受损。

临床治疗与随访

根据病史及影像学检查，患者临床诊断为继发不孕症。后采用三联综合治疗法（中药外敷+中成药内服+直肠内消炎栓）治疗，2 个月经周期为 1 个疗程。经 2 个疗程治疗后复查放射性核素输卵管显像，方法同前述的治疗前显像（病例图 18-3）。

治疗后输卵管显像结果示：第 1 时相（60 s）于第 8 s 时可见左侧输卵管远端（卵巢）部位清晰显影，60 s 内右侧输卵管远端（卵巢）部位未见明显显影（病例图 18-3 A）；第 2 时相（30 min）于 1 min 时左侧输卵管远端（卵巢）部位清晰显影，2 min 时右侧输卵管远端（卵巢）部位见少量放射性聚集，延迟至 60 min 时，子宫内可见少量放射性潴留（病例图 18-3 B）；第 3 时相可见双侧输卵管远端（卵巢）

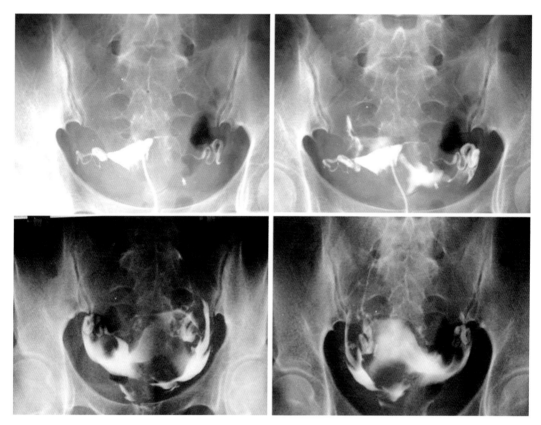

病例图 18-1　子宫输卵管造影（HSG）检查

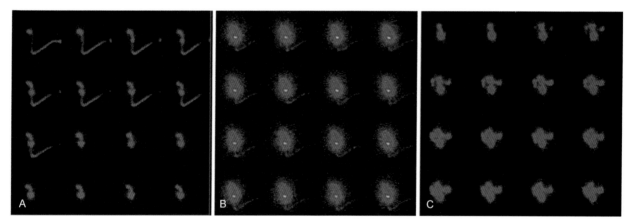

病例图 18-2　输卵管显像三时相图像

及周围放射性聚集明显增加，弥散可（病例图 18-3 C）。检查结论：左侧输卵管功能大致正常，右侧输卵管功能中度受损。

　　该患者 1 年后自然妊娠，并生育一健康宝宝。

病例相关知识及解析

　　输卵管具有复杂而精细的生理功能。输卵管疾病约占女性不孕原因的 1/3，绝大部分由各种炎症引起。炎症可使输卵管因瘢痕形成导致机械性阻塞；有时输卵管的管腔虽然通畅，由于输卵管内膜炎症破坏而影响纤毛运动或输卵管管壁僵硬等原因影响输卵管蠕动，可导致输卵管功能性梗阻，最终阻碍精子及卵子的通过而造成不孕。临床常用的输卵管通液试验和 HSG 是十分重要的检查手段，检查时向管腔

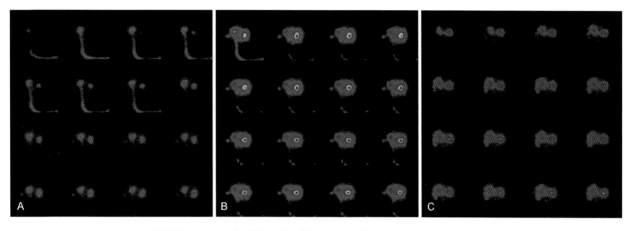

病例图 18-3　治疗后输卵管显像。A～C 分别为第 1～3 时相显像

内加压后使生理盐水和碘油造影剂通过输卵管，能良好显示生殖系统形态上的改变并判断输卵管是否通畅，但这些检查方法对输卵管功能损伤程度的判断有困难。Venter PF 等[1] 发现，用 99mTc-聚合白蛋白（99mTc-MAA）进行放射性核素显像可模拟受孕的生理情况，了解子宫、输卵管的上移功能，不仅能反映子宫输卵管的解剖通畅性，还可反映其功能上的通畅情况。Ozgür K 等[2] 用放射性核素示踪精子在女性生殖道内的泳动过程，对 HSG 示输卵管通畅的不孕女性进行研究，发现有 2/3 患者的输卵管功能受损，不能主动运输精子。

　　放射性核素输卵管显像将少量示踪剂注入宫腔，在子宫腔无压状态下，动态观察输卵管的功能情况，为临床提供了较为合理的判断标准。对输卵管功能受损情况的判断，本单位进行了前期相关研究[3]，将无压力注药与加压注药两种状态下显像有机结合，总结了 5 类输卵管功能受损情况（轻度受损、中度受损、重度受损、输卵管无功能及输卵管不通）的影像表现，为输卵管功能受损的不孕症诊断创立了一个有价值的检查方法。此外，对于单纯输卵管功能受损不孕症的治疗，既往一直缺乏较好的疗效评价方法，输卵管显像在此方面同样发挥了重要作用。

　　有临床研究结果显示，应用三联疗法治疗单纯输卵管功能受损的不孕症患者可取得较好的治疗效果，临床总有效率达 83%，治愈率达 38%。本例患者的各种临床常规检查方法均未显示异常，但经过输卵管显像检查发现输卵管无功能，提示了患者不孕的原因。该患者经过三联疗法治疗 2 个疗程后，输卵管功能得以恢复，其中一侧输卵管功能恢复正常，故后期顺利怀孕生育。此病例充分显示了输卵管显像在女性不孕症中的诊断及治疗效果评价作用，值得临床推广应用。

参考文献

［1］Venter PF，Iturralde M. Migration of particulate radioactive tracer from the vagina to the peritoneal cavity and ovaries. S Afr Med J，1979，55（23）：917-919.

［2］Ozgür K，Yildiz A，UnerM，et al. Radionuclide hysterosalpingography with radiolabeled spermatozoa. Fertil Steril，1997，67（4）：751-755.

［3］刘志翔，张艳华，李广宙，等．核素显像用于输卵管功能受损程度分级及药物疗效评价．中华核医学与分子影像杂志，2012，32（6）：434-437.

（刘志翔）

VII. 泌尿生殖系统肿瘤

病例 19 | 肾细胞癌 PET/CT 显像

病史及检查目的

患者男性，48 岁，主因"血尿 4 天，腰痛半年"就诊。自述近半年来右侧腰部酸痛，活动后无明显变化，4 天前无明显诱因出现肉眼血尿。自发病以来患者体重减轻 5 kg，无发热、胸闷气短、恶心及呕吐等症状。既往史无特殊发现。查体：右肾区饱满，局部轻度叩痛，输尿管走行区未及压痛。腹部超声检查：发现右肾上极一不均质低回声实性肿物，边界清晰，外形欠规整，可探及较丰富的动脉血流信号，右肾集合系统扩张，右侧输尿管上段扩张。实验室检查：多项肿瘤标志物检测阴性，血肌酐、尿素氮正常。为进一步了解右肾病变性质及评价全身病变情况，行 ¹⁸F-FDG PET/CT 显像。

¹⁸F-FDG PET/CT 显像

检查方法：测量患者空腹血糖为 5.6 mmol/L。静脉注射 ¹⁸F-FDG 7.2 mCi，平静休息 60 min 后，行体部 PET 及 CT 断层显像（病例图 19-1 和 19-2）。

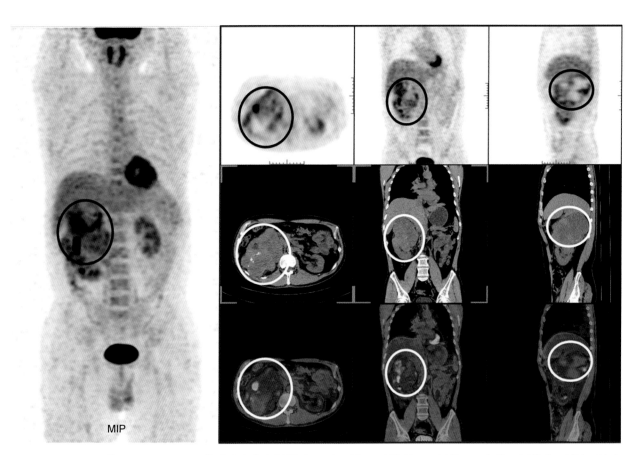

病例图 19-1 患者 ¹⁸F-FDG PET/CT 图像［最大密度投影（MIP）图像，及横断面、冠状面、矢状面图像］，所圈区域为右肾肿物

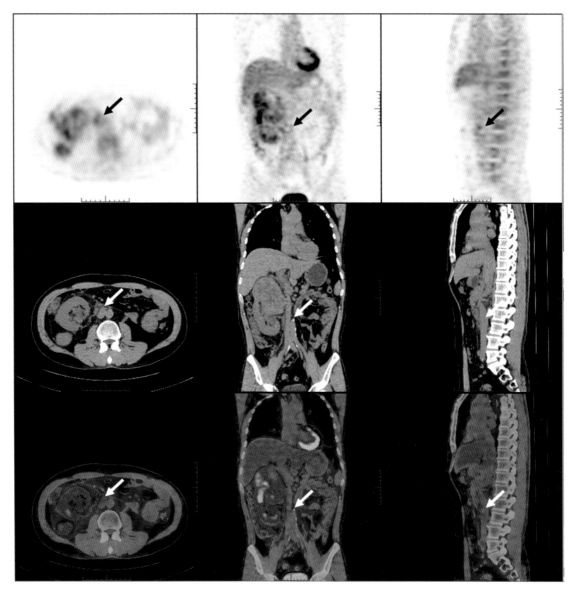

病例图 19-2　^{18}F-FDG PET/CT 横断面、冠状面、矢状面图像，箭头所指为下腔静脉高代谢灶

　　检查所见： 右肾上部可见一不规则巨大混杂密度肿物，呈分叶状，突出于肾轮廓外，与肾实质分界不清，大小约 125 mm×102 mm×125 mm；病灶实性部分 CT mean 38 Hu，显像剂摄取不均匀增高，最大标准摄取值（SUV$_{max}$）3.9 ~ 5.6；病灶内可见多发、不规则分布的点状、小结节状及条状高密度灶，并可见多灶低密度区（CT mean 18 Hu），上述区域显像剂摄取均未见增高。右肾周筋膜略增厚、毛糙，右肾周围脂肪间隙模糊，其内可见多发软组织密度索条，显像剂摄取轻度增高，SUV$_{max}$ 1.7。肿物侵及右肾窦，右侧肾盂扩张积水，右侧输尿管未见明显扩张。下腔静脉右前壁（约 L2 椎体下缘水平）可见一显像剂摄取增高灶，SUV$_{max}$ 3.1，浓聚直径约 11 mm。受巨大肿物影响，右侧肾上腺观察欠满意；肝、胰头及右半结肠、小肠受挤压移位，与肿物分界尚清，未见明显侵犯征象。腹膜后未见明显肿大或异常浓聚淋巴结。腹腔未见积液征象。左肾大小、形态正常，实质未见明显异常密度改变，显像剂摄取如常；左侧肾盏、肾盂及输尿管未见扩张。左侧肾上腺未见明显异常。

　　检查意见： 右肾不均匀葡萄糖代谢增高混杂密度肿物首先考虑恶性病变（肾细胞癌）；同时伴右肾周筋膜及脂肪间隙受侵，继发右肾盂积水；L2 椎体下缘水平下腔静脉右前壁葡萄糖代谢增高灶考虑瘤栓形成可能，建议增强 CT 进一步检查。

最终临床诊断

该患者行右肾肿物切除术。右肾切除标本：肾细胞癌，透明细胞型，伴颗粒细胞及乳头状结构（G2，部分 G3），大小 14 cm×9 cm×8 cm，局部浸润被膜，伴大片坏死及钙化，PT3a；输尿管及血管断端未见肿瘤。

病例相关知识及解析

肾癌在我国的发病率有逐年上升趋势，其中肾细胞癌（renal cell carcinoma，RCC）占肾恶性肿瘤的 85%～90%。RCC 发病的危险因素包括吸烟、RCC 家族史、慢性透析以及一些基因突变（如 Von Hippel-Lindau 病）等。RCC 早期症状不明显，超过 50% 的患者是在体检中发现。RCC 的组织学亚型中，最常见的是透明细胞癌（占 70%），其次是乳头状细胞癌（15%），其他类型还有嫌色细胞癌、集合管癌和未分类的肿瘤[1]。手术切除是治疗肾细胞癌的主要方法，包括全肾切除术或部分肾切除术。此外，还可以进行射频消融术和冷冻消融术，适用于减少合并症或延长生存期的辅助治疗。目前对 RCC 的分期多采用美国癌症联合委员会的 TNM 分期法（病例表 19-1），取代了之前广泛使用的 Robson 分类法[1]。

病例表 19-1　肾细胞癌 TNM 分期

原发性肿瘤（T）

T_X：无法评估原发肿瘤

T0：没有原发肿瘤的证据

T1：肿瘤 7 cm 或更小并限于肾

T1a：≤ 4 cm

T1b：> 4 cm 但 ≤ 7 cm

T2：肿瘤 > 7 cm 并限于肾

T2a：> 7 cm 但 ≤ 10 cm

T2b：> 10 cm

T3：肿瘤涉及静脉或肾周围脂肪，限于 Gerota 筋膜并且没有肾上腺受累

T3a：肿瘤侵犯肾静脉或会阴脂肪

T3b：肿瘤侵入膈下腔静脉

T3c：肿瘤侵犯膈下腔静脉或壁

T4：肿瘤延伸到 Gerota 筋膜以外或涉及肾上腺

区域淋巴结（N）

Nx：无法评估区域节点

N0：没有区域性淋巴结转移

N1：转移到区域节点

远处转移（M）

M0：无远处转移

M1：远处转移

在 CT 平扫中，RCC 可表现为肾实质内的低密度、等密度或高密度灶，亦可由于肿瘤坏死表现为密度不均匀。在增强 CT 中，透明细胞癌病灶可明显快速强化，呈"快进快出"表现，但其他组织学亚型

如嫌色细胞癌和乳头状细胞癌则显示为缓慢强化，其中嫌色细胞癌比乳头状细胞癌增强略快。RCC 病灶在 ^{18}F-FDG PET/CT 中的代谢表现缺乏特异性，可表现为显像剂摄取明显增高灶，亦可表现为轻度增高，或与肾实质相近的显像剂摄取。因此，分析图像时需要仔细判读并综合分析 PET 和 CT 两部分图像。通常表现为轻度 ^{18}F-FDG 摄取的肾软组织密度肿物要高度怀疑透明细胞癌，而乳头状细胞癌则表现为明显的 ^{18}F-FDG 高摄取（病例图 19-3）。研究发现肾癌病灶对 ^{18}F-FDG 的摄取程度与预后相关，病灶摄取明显增高常提示肿瘤侵袭性强，预后较差；RCC 的转移灶（包括淋巴结及远处转移）在 ^{18}F-FDG PET 中常表现为代谢增高；RCC 可伴发下腔静脉癌栓，表现为下腔静脉腔内葡萄糖代谢增高的软组织密度灶。因此，^{18}F-FDG PET/CT 在 RCC 疾病分期、判断预后、指导活检部位、评价疗效、监测复发等方面都发挥着重要作用[2]。

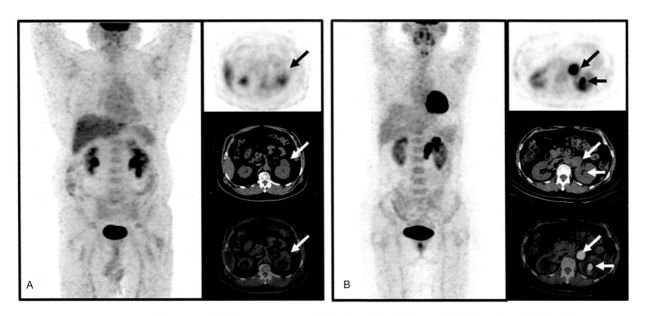

病例图 19-3 不同类型 RCC 的 ^{18}F-FDG PET/CT 图像（**A** 透明细胞癌，**B** 乳头状细胞癌及转移淋巴结）

由于 ^{18}F-FDG 通过泌尿系统排泄，在检查过程中显像剂的生理性浓聚可能干扰影像判断，此时可以通过使用利尿剂或大量饮水加速尿液排出，并进行延迟显像，以此帮助鉴别诊断。另外，观察 CT 图像时推荐使用肝窗（窗宽 100 ～ 150 Hu、窗位 70 ～ 80 Hu），可以更好显示肾实质的细微结构[1]。另一方面，已发现一些其他 PET 显像剂也有助于 RCC 病灶的观察，甚至优于 ^{18}F-FDG，如 ^{11}C- 乙酸盐能够被 RCC 的透明细胞和乳头状组织学亚型所吸收，由于该显像剂不通过泌尿系统排泄，减少了尿液中显像剂的干扰，从而明显提高了诊断效能。^{124}I 标记的单克隆抗体 G250 可靶向透明细胞癌的碳酸酐酶Ⅸ抗原的表位，从而更特异地显示 RCC 病灶[3]。

参考文献

[1] Rouprêt M，Babjuk M，Compérat E，et al. European Association of Urology guidelines on upper urinary tract urothelial cell carcinoma：2015 update. Eur Urol，2015，68（5）：868-879.

[2] Zukotynski K，Lewis A，O'Regan K，et al. PET/CT and renal pathology：a blind spot for radiologists? Part 1，primary pathology. Am J Roentgenol（AJR），2012，199（2）：163-167.

[3] Liu Y. The place of FDG PET/CT in renal cell carcinoma：value and limitations. Front Oncol，2016，6：201.

（康　磊　张建华）

病史及检查目的

患者男性，57 岁，40 天前无明显诱因出现尿频、尿急、尿痛，抗炎治疗效果欠佳。半个月前出现无痛性肉眼血尿，泌尿系统超声检查发现膀胱内实性肿物，考虑膀胱癌可能性大。患者既往无特殊病史。为进一步了解全身病变情况行 ^{18}F-FDG PET/CT 检查。

^{18}F-FDG PET/CT 显像

检查方法： 测量患者空腹血糖为 6.0 mmol/L。静脉注射 ^{18}F-FDG 8.0 mCi，平静休息 50 min 后行躯干部和脑部 PET/CT 成像（病例图 20-1）。

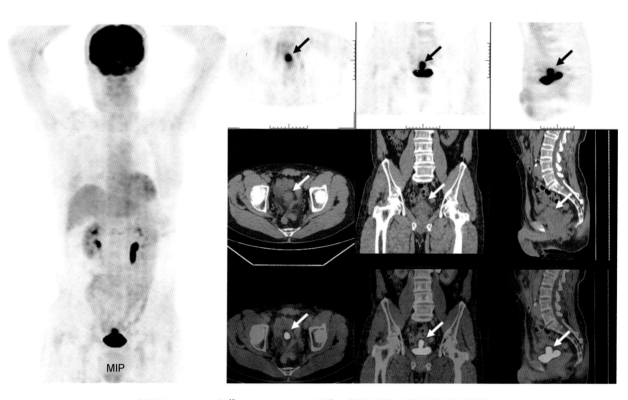

病例图 **20-1**　患者 ^{18}F-FDG PET/CT 显像，箭头所指为膀胱顶后壁肿物

检查所见： 常规显像中，膀胱顶后壁可见一软组织密度肿物（CT 平均值 42 Hu）凸向膀胱腔内，大小约 41 mm×29 mm×40 mm，边界清，边缘欠光滑，肿物 ^{18}F-FDG 摄取增高，SUV_{max} 为 7.6；病灶邻近膀胱外壁尚光滑。双侧精囊腺未见明显异常，双侧精囊角存在。盆腔内及双侧腹股沟无明显异常淋巴结显示。视野内身体其他区域未见明显异常病灶。3 h 后加做腹盆腔延迟显像（病例图 20-2），见膀胱病灶摄取 ^{18}F-FDG 进一步增高，延迟 SUV_{max} 14.5。

检查意见： 膀胱顶后壁葡萄糖代谢增高软组织密度肿物考虑为膀胱癌，未见明确淋巴结转移及远处转移征象。

手术病理诊断结果

患者进行了膀胱全切手术，术后病理（病例图 20-2C）诊断为：浸润性移行细胞癌 G3（高级别尿路

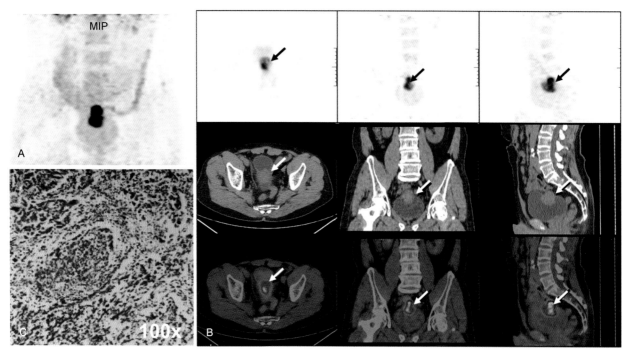

病例图 20-2　^{18}F-FDG PET/CT 腹盆腔延迟显像。**A**. PET MIP 图；**B**. PET/CT 三方位断层图像（箭头所指为膀胱顶后壁肿物）；**C**. 膀胱肿物切除术后送病理（HE 染色）

上皮癌），浸润肌层全层达周围脂肪，肿瘤大小 3.5 cm×3.5 cm×3 cm，位于膀胱后壁，左、右输尿管断端及尿道断端未见肿瘤。另送骶前淋巴结 1 个、左髂内及闭孔淋巴结 3 个、右髂内及闭孔淋巴结 8 个、左髂外淋巴结 2 个、右髂外淋巴结 3 个，以上淋巴结均未见转移癌。

病例相关知识及解析

由泌尿道上皮细胞（肾集合系统、肾盂、输尿管、膀胱和尿道）引起的肿瘤统称为尿路上皮肿瘤。最常见的类型是移行细胞癌（transitional cell carcinoma，TCC），其占所有恶性尿路上皮肿瘤的 95%。TCC 的特征在于高复发率和多发性，可以随机地累及尿路上皮的任何部位，整个尿路上皮黏膜均易受恶性肿瘤的影响，因此，发现一处异常病灶需要评估和监视整个尿路上皮的情况[1]。

发生于上尿路的尿路上皮癌占所有尿路上皮肿瘤的 5% 和所有肾肿瘤的 5%～10%，常见于肾盂和输尿管，而膀胱癌（bladder carcinoma，BC）则是全球九大常见癌症之一，也是泌尿系统常见的肿瘤。膀胱癌可发生于任何年龄，其发病率随年龄增长而增加，高发年龄 50～70 岁。男性膀胱癌发病率为女性的 3～4 倍。无痛性血尿是最常见的症状。超过 90% 的膀胱癌的病理类型是尿路上皮（移行细胞）癌，5% 是鳞状细胞癌，另外还有腺癌（＜2%）。膀胱癌可分为两大类：表浅肿瘤（占 70%～80%）和侵袭性肿瘤，前者预后良好，后者预后不良。膀胱癌的诊断一般基于膀胱镜检查和组织学活检，但准确的分期和转移灶的检测对于患者预后评估和治疗方法的选择至关重要。远处转移的常见部位有肝、肺、骨和肾上腺。

对膀胱癌原发病灶的检出常用的影像学方法是 CT 和 MRI，在评估肿瘤对膀胱壁的浸润情况方面，MRI 优于 CT。CT 和 MRI 对于检测肿瘤浸润周围脂肪组织的评估价值有限，但在观察 T3b 或更高分级肿瘤的浸润情况方面，仍具有良好的诊断准确性。尿路上皮癌多表现出对 ^{18}F-FDG 的摄取明显增高，但由于 ^{18}F-FDG 经泌尿系统排泄，常规显像时膀胱尿液中有大量的显像剂浓聚，可导致对膀胱肿瘤病灶及其代谢活性的判断困难。临床多通过多次排尿后进行延迟显像、导尿及膀胱冲洗、静脉注射利尿剂等措施来减淡膀胱内的尿液显像剂浓聚影像，以提高 PET/CT 对膀胱病灶的诊断准确性。有研究报道 PET

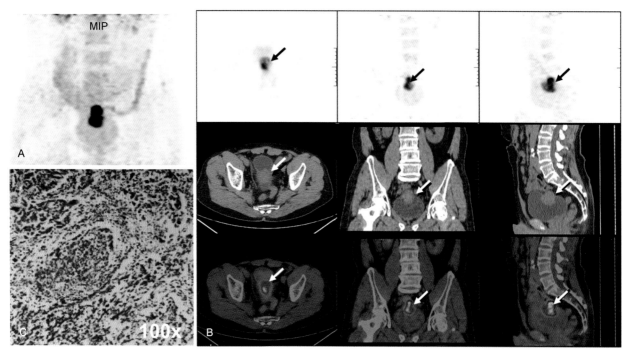

或 PET/CT 检测膀胱癌的灵敏性和特异性分别为 80.0% 和 84.0%[1]。与 MRI 和 CT 相比，18F-FDG PET/CT 在检测局部膀胱病变方面并不具备明显优势，其主要应用价值在于肿瘤的分期、再分期、疗效评估和预后评价。有研究显示，40% 的患者中 18F-FDG PET/CT 检出的病灶要多于常规 CT 或 MRI，并且根据 PET/CT 结果有 68% 的患者改变了治疗计划[2]。

18F-FDG 在膀胱中的聚积在 PET/CT 检查中有时还可以看到一种"有趣"的影像表现，即膀胱中放射性的分层现象（病例图 20-3）。一种理论认为，这种分层现象是由于尿液中的细胞成分（包括炎症和恶性细胞）在显像期间摄取 18F-FDG 显像剂，并在重力作用下沉积在膀胱后部的结果。另有研究发现，这种现象主要发生在膀胱扩张的患者，扩大的膀胱会导致 18F-FDG 显像剂与尿液混合的延迟而出现分层。认识这种分层现象，对于鉴别膀胱后壁肿瘤，减少假阳性的判断至关重要[3]。

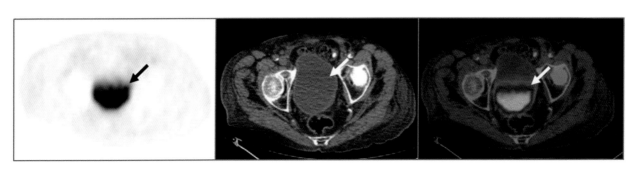

病例图 20-3　18F-FDG PET/CT 显示膀胱放射性分层现象

此外，一些新的 PET 示踪剂可用于泌尿系统恶性肿瘤的分期和疗效监测。这些新的示踪剂能够反映恶性细胞代谢的不同过程，包括细胞增殖（18F- 氟胸苷）、有氧代谢（11C- 乙酸盐）、细胞膜合成（18F- 氟乙基胆碱）、乏氧过程（18F- 氟咪唑）、氨基酸转运（抗 18F- 氟环丁烷羧酸）等[3]。新的显像剂可以成为 18F-FDG 的辅助诊断方法，以提高 PET/CT 显像在评估尿路上皮肿瘤的敏感性和特异性。

参考文献

［1］Wang N，Jiang P，Lu Y. Is fluorine-18 fluorodeoxyglucose positron emission tomography useful for detecting bladder lesions? A meta-analysis of the literature. Urol Int，2014，92（2）：143-149.

［2］Apolo AB，Riches J，Schöder H，et al. Clinical value of fluorine-18 2-fluoro-2-deoxy-D-glucose positron emission tomography/computed tomography in bladder cancer. J Clin Oncol，2010，28（25）：3973-3978.

［3］Bouchelouche K，Choyke PL. PET/computed tomography in renal，bladder，and testicular cancer. PET Clin，2015，10（3）：361-374.

（康　磊　张建华）

病例 21　肾淋巴瘤 PET/CT 显像

病史及检查目的

患者男性，80 岁，主因"下腹不适伴皮肤带状疱疹 2 周"就诊，无发热、盗汗及消瘦等，当地医院腹部 CT 检查发现腹腔肿物（具体情况不详）。既往史、个人史、家族史无特殊。实验室检查：血常规、尿常规、血生化及多项肿瘤标志物检测均未见异常。为进一步诊断及鉴别诊断行 ^{18}F-FDG PET/CT 检查（病例图 21-1 和 21-2）。

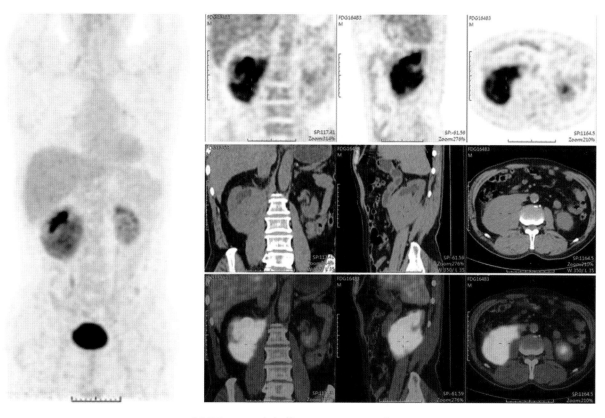

病例图 21-1　右肾 ^{18}F-FDG PET/CT 图像

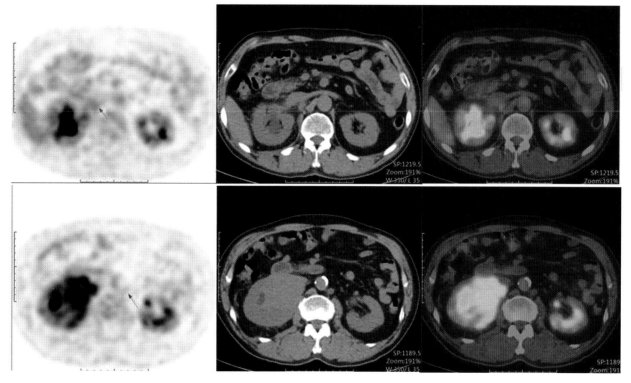

病例图 21-2　腹膜后淋巴结 ^{18}F-FDG PET/CT 图像

^{18}F-FDG PET/CT 显像

检查所见： 右肾中下部见一软组织肿块，大小约 8.7 cm×6.3 cm，突出肾轮廓，侵及右肾皮质、右肾盂、右输尿管起始部、右肾血管，伴异常显像剂浓聚，SUV_{max} 18.43；右肾盂、肾盏扩张积液，右肾周筋膜囊增厚。左肾未见明显异常。腹膜后（左肾门至主动脉分叉水平）见多发淋巴结，最大者约 1.8 cm×1.0 cm，伴显像剂摄取增高，SUV_{max} 1.65 ～ 5.44。余扫描范围未见异常结构及 ^{18}F-FDG 摄取。

检查意见： 右肾中下部及腹膜后多发 ^{18}F-FDG 代谢增高灶，考虑恶性病变，需鉴别肾癌伴淋巴结转移、淋巴瘤等，建议进一步组织病理学检查。

最终临床诊断

右肾肿物穿刺病理示（病例图 21-3）：淋巴组织增殖性疾病；免疫组织化学（IHC）：CD20（＋），CD3（T 细胞＋），CD5（T 细胞＋），cyclin D1（－），Ki67（＋20%），CD38（＋），CD138（＋），MuM1（＋）；符合非霍奇金淋巴瘤，边缘区 B 细胞淋巴瘤。

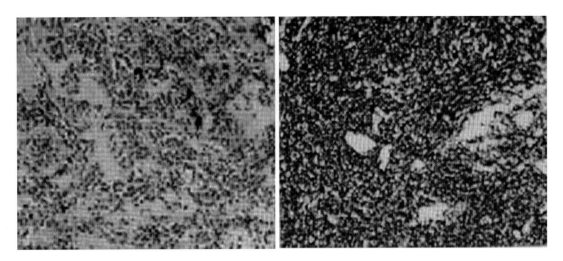

病例图 21-3　肾脏肿物病理检查结果。左图为 HE 染色，×100；右图为免疫组织化学 CD20 阳性

病例相关知识及解析

淋巴瘤是起源于淋巴造血系统的恶性肿瘤，根据瘤细胞分为非霍奇金淋巴瘤（non-Hodgkin lymphoma，NHL）和霍奇金淋巴瘤（Hodgkin lymphoma，HL）两类。NHL 发病率远高于 HL，是具有很强异质性的一组独立疾病的总和，病理上主要是分化程度不同的淋巴细胞、组织细胞或网状细胞；根据 NHL 的自然病程，可以归为三大临床类型，即高度侵袭性、侵袭性和惰性淋巴瘤。根据不同的淋巴细胞起源，可以分为 B 细胞、T 细胞或 NK 细胞淋巴瘤。

NHL 常累及肾，有尸检报道高达 50% 的 NHL 患者可见肾受累[1]。然而，原发性肾淋巴瘤（primary renal lymphoma，PRL）临床却少见，占结外淋巴瘤的比例低于 1%，病理类型以弥漫性大 B 细胞淋巴瘤常见。PRL 临床表现不典型，最常见症状为腰痛，其次为腹痛、腹部包块或血尿、尿检异常，部分患者可伴发热、体重下降等症状，随着病情进展可出现肾功能异常。Yasunaga 等[2]提出 PRL 的诊断依据为：①肾脏肿物经病理证实为淋巴瘤；②患者全身浅表及深部淋巴结无肿大；③骨髓活组织检查未见异常细胞。无论原发性还是继发性肾淋巴瘤，疾病侵袭性均较高，大部分患者的国际预后指数（International Prognostic Index，IPI）评分≥3 分，3 年无进展生存率低于 50%，总生存率为 52% ～ 66%。

PRL 可分为以下几种类型。①多结节型（30% ～ 50%）：肿瘤细胞浸润后再增殖，可形成单侧多个病灶或双侧病灶，可位于肾皮质、髓质，无包膜、边界清，病灶呈圆形或类圆形，或融合状，无论结节大小，占位效应不显著。CT 表现为均匀性等、低或稍高密度，通常没有坏死及钙化，增强扫描皮髓交界区轻度强化。^{18}F-FDG PET/CT 中病变区域代谢异常增高。②单结节型（25%～30%）：肿瘤呈灶性增殖，一般形成单侧单发病灶。CT 表现为等、低或稍高密度，境界欠清；增强扫描强化方式多样，可为富血管、中等血供、少血供。^{18}F-FDG PET/CT 特点为病变区域代谢异常增高。值得一提的是，即使肿瘤较大也无肾血管受侵犯或肾静脉癌栓形成。③腹膜后浸润型：腹膜后巨大软组织肿块侵犯附近肾，包绕肾门和肾血管。CT 表现为形态不规则，实变、坏死、囊变、出血少见，肾脏病灶与腹膜后肿块可分开也可融合；增强扫描呈轻-中度强化，肾门血管走行、形态正常。④肾周型（少见）：肿瘤沿着肾周筋膜生长，可侵犯或不侵犯肾皮质。CT 表现见淋巴瘤主要位于肾周围，形成肿块或不规则软组织肿块，肾被肿瘤"封入"；增强扫描显示可侵犯或不侵犯肾皮质。⑤弥漫型（少见）：肿瘤细胞沿着肾间质组织支架呈浸润性生长，肾体积增大但形态正常。CT 表现为肾体积弥漫性增大，但形态正常，密度减低；增强呈轻-中度不均匀强化。^{18}F-FDG PET/CT 常表现为肾体积增大，正常解剖形态尚存，呈弥漫性代谢轻度增高。

PRL 的鉴别诊断主要涉及以下疾病。①肾癌：是起源于肾实质泌尿小管上皮系统的恶性肿瘤，占肾恶性肿瘤的 80%～90%。CT 表现为等或低密度肿块，可有包膜，大多数浸润性生长、边界不清，病灶内常有囊变、出血、坏死、钙化等；增强扫描时呈一过性的不均质强化。^{18}F-FDG PET/CT 显像中肿瘤多表现轻度代谢增高。肾癌组织易侵犯肾周间隙引起肾周间隙的不规则软组织影，也可侵及肾静脉或下腔静脉形成癌栓，还可转移到肾门或主动脉旁淋巴结引起该处的淋巴结肿大。②肾盂、肾盏的恶性肿瘤：病理上分为移行细胞癌和鳞状细胞癌，以前者多见，易引起肾盂、肾盏扩张积水。特征性的表现是肾盂内或扩张的肾盏内见不规则结节状影，增强后见肾盂、肾盏内的充盈缺损，广泛侵犯肾实质时与肾癌的鉴别点是癌肿以肾盂、肾盏为中心向周围生长，肾盂、肾盏消失。^{18}F-FDG PET/CT 表现为肾囊实性占位，实性部分为高代谢，囊性部分多为坏死或扩张的肾盂、肾盏，可伴有高代谢淋巴结转移。③肾血管平滑肌脂肪瘤：是较常见的肾良性肿瘤，该类肿瘤以含血管、平滑肌、脂肪三种组织成分为特征。^{18}F-FDG PET/CT 表现为肾脏等或低代谢肿块（病例图 21-4）。

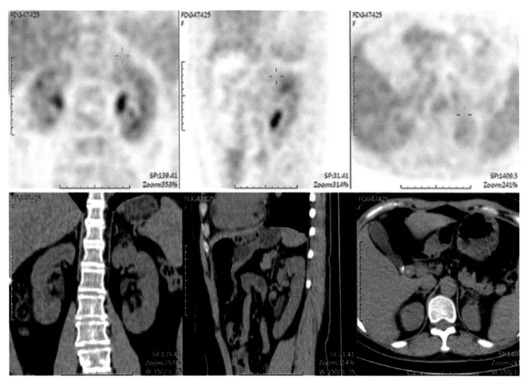

病例图 21-4 肾血管平滑肌脂肪瘤 ^{18}F-FDG PET/CT 图像：左肾上极结节，内可见脂肪成分，伴轻度放射性摄取增高，SUV$_{max}$ 1.6

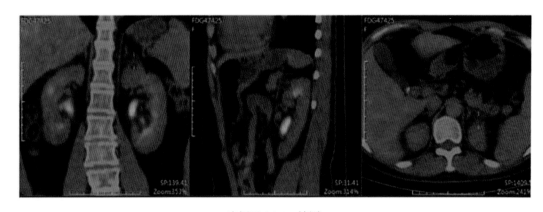

病例图 21-4 续图

本病例患者发现右肾软组织肿块，伴 ^{18}F-FDG 高代谢，密度均匀、体积较大，占位效应及侵袭性明显，伴腹膜后淋巴结转移，应首先考虑为恶性。然而，虽然病灶较大，且已浸润肾实质，但患者临床症状轻（未出现血尿），病灶内无坏死、出血且无癌栓形成，同时伴代谢异常增高，以上均与典型肾细胞癌不符，该患者无其他部位淋巴结肿大及脏器受累，故要考虑到原发性肾淋巴瘤的可能，当然，最终诊断需要依靠组织病理学检查结果。

肾淋巴瘤是一组少见但恶性程度较高的肿瘤，影像学诊断有时较为困难，PET/CT 所反映的肿瘤代谢程度有助于进行诊断及鉴别诊断，同时，PET/CT 还能够发现全身多发病灶，可作为疗效评价及临床随访的重要技术手段。

参考文献

［1］ Villa D，Connors JM，Sehn LH，et al. Diffuse large B-cell lymphoma with involvement of the kidney：outcome and risk of central nervous system relapse. Haematologica，2011，96（7）：1002-1007.

［2］ Yasunaga Y1，Hoshida Y，Hashimoto M，et al. Malignant lymphoma of the kidney. J Surg Oncol，1997，64（3）：207-211.

（宋金龄　王雪鹃）

病例 22　卵巢癌 PET/CT 显像

病史及检查目的

患者女性，64 岁，主因"腹胀 2 月余，发现盆腔肿物 4 天"就诊。2 月余前无明显诱因自觉腹胀，呈持续性、进行性加重。4 天前就诊于外院，行超声检查发现右侧附件区可见一大小约 3.7 cm×3.0 cm×2.5 cm 的无回声，壁光滑，内透声可；盆腔可见游离液体回声，最大深径约 2.8 cm。就诊时腹部查体：腹部膨隆，叩诊移动性浊音（＋）。妇科查体：外阴（－），阴道畅，无明显阴道分泌物，宫颈萎缩，穹窿有粘连，子宫常大，质中，活动，无压痛，双附件区增厚，无压痛。既往体健。实验室检查：血常规、血生化未见异常；肿瘤标志物：CA125 > 5000 U/ml（正常值 < 35.0 U/ml），CA15-3 > 300 U/ml（正常值 < 28.0 U/ml）。为进一步明确肿物性质行 ^{18}F-FDG PET/CT 检查（病例图 22-1）。

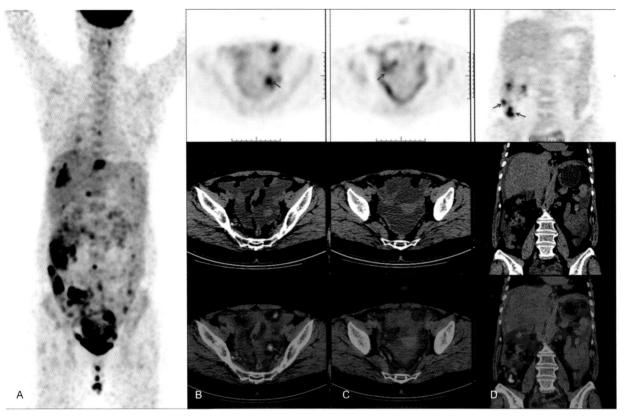

病例图 22-1 患者 ^{18}F-FDG PET/CT 图像。**A** 为 MIP 图，左附件区（**B**）、右附件区（**C**）以及腹膜（**D**）可见多发代谢增高的软组织密度结节

^{18}F-FDG PET/CT 显像

检查所见： 双侧附件区各可见一大小分别为 17 mm×18 mm（左）和 14 mm×17 mm（右）的软组织密度结节，呈 ^{18}F-FDG 摄取增高，SUV$_{max}$ 分别为 9.2（左）和 6.1（右）。子宫大小正常，形态尚可，局部未见异常放射性浓聚。膀胱半充盈，膀胱壁密度及放射性分布未见异常。腹膜（大网膜、肠系膜）密度增高，多处呈结节样增厚及多发腹膜小结节，多数病灶 ^{18}F-FDG 摄取增高，SUV$_{max}$ 11.0。腹膜腔（肝周、腹周、盆腔）可见液体密度，^{18}F-FDG 摄取未见异常。胃小弯侧、心膈角、肝前缘、右侧腹股沟区可见多发大小不等的淋巴结，短径 2～12 mm，多数淋巴结显像剂摄取增高，较大且摄取较高者位于右侧腹股沟，SUV$_{max}$ 7.4。

检查意见： 双侧附件区软组织密度灶及腹膜多发结节呈 ^{18}F-FDG 代谢增高表现，同时伴胃腹腔及右侧腹股沟区多发 ^{18}F-FDG 代谢增高的肿大淋巴结及腹盆腔积液，考虑恶性病变（卵巢癌？）伴腹膜转移、多发淋巴结转移可能大，建议组织学进一步检查。

最终临床诊断

患者行腹腔镜探查＋病灶活检术。术后病理示：（左输卵管伞端）破碎输卵管组织中见肿瘤细胞巢片状、筛状浸润，细胞核级别高，胞质丰富嗜酸，核分裂象易见。IHC：ER 80% 强阳性，PgR 1% 中阳性，P53（＋＋＋），PAX2（－），PTEN（－），CA125（＋＋），CEA（－），P16（＋），β-catenin（＋＋＋），Ki67 60%，CK7（＋＋＋），PAX8（＋＋＋），WT1（＋＋＋），GATA3（－）。综上，术后诊断：双卵巢高级别浆液性癌Ⅳ b 期。

病例相关知识及解析

卵巢肿瘤是妇科系统常见的三大肿瘤之一，发病率居于子宫颈癌和子宫内膜癌之后，但致死率却居首位。卵巢肿瘤组织学种类繁多，成分较复杂，不同类型的肿瘤其生物学行为也有所不同。目前卵巢肿瘤的主要组织学类型包括以下几类：上皮性肿瘤、生殖细胞肿瘤、性索-间质肿瘤及转移性肿瘤，其中以上皮性肿瘤最为常见。上皮性肿瘤根据分化方向分为浆液性、黏液性、子宫内膜样、透明细胞、移行细胞及浆黏液性肿瘤；而根据生物学行为，上皮性肿瘤又可分为良性、交界性及恶性。在上皮性卵巢癌中，浆液性癌为主要类型，多累及双侧卵巢，体积常较大，可为囊性、多房、囊实性或实性；黏液性癌多数为转移性癌，原发性较少见，瘤体巨大，多为单侧，表面光滑；子宫内膜样癌也多为单侧，体积较大，切面为囊性或实性，镜下表现与子宫内膜癌相似[1]。上皮性卵巢癌占卵巢恶性肿瘤的 85% ~ 90%，易侵犯周围组织，发生远处转移灶。患者早期常无明显临床症状，而当出现症状时往往已到疾病中晚期阶段。部分患者因发生卵巢肿瘤并发症而就诊，如蒂扭转、破裂、感染等。晚期可出现腹胀、腹部肿块、积液及其他消化道症状等，妇科或三合诊检查可扪及肿块。尽管在肿瘤细胞减灭术基础上可进行铂类、紫杉醇联合化疗，但卵巢癌患者的总体预后仍然较差。卵巢癌的主要转移途径为直接蔓延、腹腔种植和淋巴转移，可出现腹盆腔内及广泛的转移灶及腹膜后淋巴结转移。

在卵巢癌患者的诊断、疗效评估及治疗后随访中，常用的检查方法为超声、CT 及 MRI，同时要联合血清肿瘤标志物 CA-125 水平监测。超声检查操作简便、安全有效，可较清晰地显示盆腔器官及病变图像，根据卵巢结构、大小、形态及血流分布评估卵巢病变，但饮食、体型、腹水等原因常导致附件区显示不清。典型卵巢癌 CT 上可表现为盆腔或腹盆腔肿块，网膜增厚呈污垢状、饼状或结节状，腹水及腹腔种植，增强扫描后实性成分及间隔可明显强化。MRI 组织分辨率较高，对卵巢癌病灶的形态、边界、分隔等显示清晰，且对肿瘤内部出血、脂肪、黏液等不同成分的信号区别较为敏感，但小病灶常受周围脏器及血管信号强度的影响。

^{18}F-FDG PET/CT 可用于卵巢癌的诊断、分期、疗效评估及复发监测。最大标准摄取值（SUV$_{max}$）是 PET/CT 病灶分析中最重要的半定量指标，可用于病灶的良恶性鉴别诊断，但有研究显示其对于鉴别良性与交界性肿瘤的价值有限，对于早期囊性、低度恶性或较小的肿瘤，PET/CT 可能出现假阴性结果；而在脓肿、子宫内膜异位症、部分畸胎瘤、黏液性囊腺瘤等良性病灶中，PET/CT 也可呈假阳性表现，需仔细鉴别[2]。

^{18}F-FDG PET/CT 的主要临床作用体现在对进展期卵巢癌患者淋巴结转移、盆腔外病灶及远隔部位播散病灶的检出，这与 PET/CT 全身扫描的优势及卵巢癌种植转移的特性有关。治疗后早期也可通过 PET/CT 中 SUV$_{max}$ 的下降程度来预测疗效及预后，如第一周期化疗后 SUV 下降 20%、第三周期化疗后 SUV 下降 50% 可认为是代谢应答的标准[3]。此外，肿瘤代谢体积参数（MTV）及病灶总糖酵解量（TLG）等也在部分研究中证实是独立的预后相关因素。有关影像学手段对于卵巢癌早期转移的监测作用尚存在争议，可能是由于上皮性卵巢癌主要转移途径为腹盆腔的种植转移，通常呈小结节样播散在脏器表面，普通影像学检查分辨困难。有研究提出，将 ^{18}F-FDG PET/CT 与 CA-125 测定联合，可对卵巢癌初治后的复发转移进行更有效的监测，敏感性也更高。对于那些随访期间 CA-125 升高或仍在正常范围但持续升高者，而普通影像学无阳性发现时，PET/CT 更能体现出其诊断价值，对探测肿瘤复发的阳性预测值可大于 90%。

参考文献

[1] 谢幸，苟文丽 . 妇产科学 . 北京：人民卫生出版社，2013.

[2] 陈亮，张方，张师前 . PET 技术与卵巢癌的诊治策略 . 妇产与遗传（电子版），2016，6（1）：47-50.

[3] Akin EA, Kuhl ES, Zeman RK. The role of FDG-PET/CT in gynecologic imaging: an updated guide to interpretation and challenges. Abdom Radiol, 2018, 43（9）: 2474-2486.

（陈雪祺　张建华）

病例 23 宫颈癌 PET/CT 显像

病史及检查目的

患者女性，52岁，主因"下腹隐痛3个月，同房后阴道出血2周"就诊。妇科查体：阴道右侧壁可及多个米粒大小质硬结节，触血阳性；宫颈可见菜花样肿物，右侧穹窿变浅，质硬，触血阳性；子宫前位，正常大小，质地中等，活动好，无压痛；双附件区未及异常。实验室检查：肿瘤标志物鳞状细胞癌相关抗原（SCC）57.20 ng/ml（↑，参考值 < 1.5 ng/ml）。妇科彩超：宫颈前唇可探及一 11 mm×11 mm×7 mm 低回声团，边界清，血流信号丰富。为进一步明确诊断及分期行 ^{18}F-FDG PET/CT 检查（病例图23-1 和 23-2）。

^{18}F-FDG PET/CT 显像

检查所见：子宫大小正常，形态尚可，子宫颈前壁可见一 ^{18}F-FDG 摄取增高灶，SUV$_{max}$ 4.7，局部呈软组织密度，CT mean 33 Hu，边界清晰，该病灶在延迟显像时 ^{18}F-FDG 摄取进一步升高（病例图23-2），SUV$_{max}$ 5.6。子宫及双侧附件区未见异常结构改变或 ^{18}F-FDG 摄取；左颈部（Ⅲ L、Ⅴ L 区）、左锁骨上区、膈脚后、腹膜后腹主动脉旁及双侧髂血管旁可见多发 ^{18}F-FDG 摄取增高淋巴结，部分肿大融合，最大者短径约 22 mm。SUV$_{max}$ 4.8。

检查意见：子宫颈前壁 ^{18}F-FDG 代谢增高灶伴全身多发 ^{18}F-FDG 摄取增高的肿大淋巴结，考虑子宫恶性病变（宫颈癌？）伴多发淋巴结转移可能大，建议组织学进一步检查。

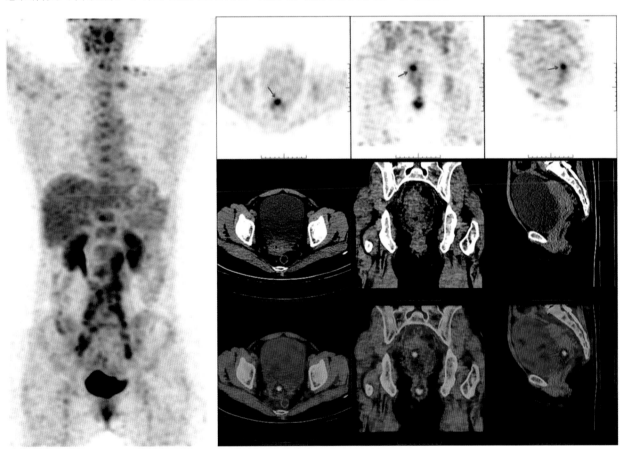

病例图 23-1 患者 ^{18}F-FDG PET/CT 示子宫颈前壁葡萄糖代谢增高灶

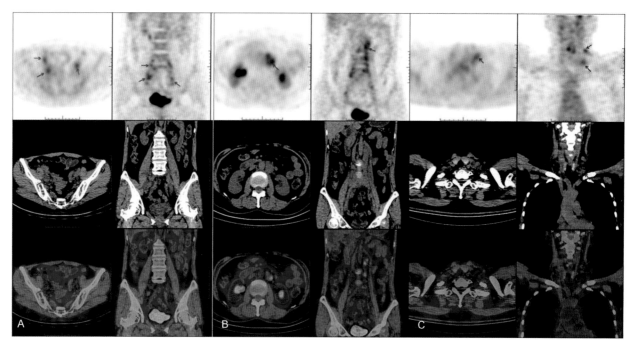

病例图 23-2　患者 ^{18}F-FDG PET/CT 见双侧髂血管旁（**A**）、腹主动脉旁（**B**）以及左侧锁骨上区及左颈部（**C**）多发肿大淋巴结，呈葡萄糖代谢增高表现。

病理诊断结果

阴道镜活检病理示：（宫颈 2 点、10 点、10 点外）宫颈高级别鳞状上皮内瘤变（CIN Ⅲ），并见鳞状细胞癌（中分化）。

病例相关知识及解析

子宫宫颈癌（cervical cancer）是最常见的妇科恶性肿瘤，高发年龄为 50～55 岁，主要组织学类型为鳞癌，占宫颈癌的 75%～80%，其次为腺癌，其他病理类型相对少见。子宫宫颈癌和宫颈鳞状上皮内病变的发病与人乳头瘤病毒（human papilloma virus，HPV）感染、多个性伴侣、吸烟、性生活过早、性传播疾病、口服避孕药等因素有关，其中持续性的 HPV 感染可能在宫颈癌变中发挥关键作用[1]。

宫颈癌被认为是可以预防的肿瘤，我国现已可进行适宜人群的 HPV 预防性疫苗接种。近年来，由于宫颈癌筛查的普及，使得许多宫颈癌和癌前病变得以早期发现和治疗，其发病率和死亡率已经有所下降。

宫颈癌的主要症状为接触性阴道出血，即为性生活或妇科检查后的阴道出血，也可表现为不规则阴道流血、经期延长或经量增多。早期可无明显体征，诊断常遵循宫颈细胞学检测和（或）HPV 检测、阴道镜检测、宫颈活检程序，确诊需组织学证据。目前临床上采用的分期为国际妇产科联盟（FIGO）2009 年的分期标准，依据的是临床妇科检查、活检病理等确定的分期，侧重于原发病灶的评估，没有纳入盆腔淋巴结及远隔部位转移等情况，但是否存在淋巴结及远处转移对患者治疗方案的制订和判断预后具有重要影响。

宫颈癌主要的转移途径为直接蔓延和淋巴转移，血行转移极为少见。淋巴转移包括一级组中的子宫旁、闭孔、髂内、髂外、髂总、骶前淋巴结和二级组中的腹股沟淋巴结及腹主动脉旁淋巴结等。影像学的作用主要是对原发灶的大小、宫颈、阴道及宫旁浸润程度、淋巴结及远隔部位有无转移等进行评估[1]。

超声是宫颈癌诊断中常规和首选的检查方法，可以帮助描述宫颈形态、肿瘤的大小、浸润程度及宫旁受累情况，但对于整个盆腔的评估常常不足；声像图上宫颈癌可以表现为早期宫颈正常或稍大、回声增强，随疾病进展可有宫颈体积明显增大、边界模糊，显示边缘无明显包膜的实性回声团块。CT 有较高的空间分辨率，可清楚显示宫颈病灶的大小和密度，帮助评价病灶侵及范围及宫旁情况，但 CT 对软组织的分辨能力也有限，早期癌灶与正常的宫颈组织在 CT 上对比往往不足，因此对于早期宫颈癌累及范围的判断上作用也较小。MRI 是妇科中常用的诊断方法，可显著改善软组织图像的成像质量，能更好地显示子宫壁各层及宫颈处结构，对于分期准确性更好，尤其是对于 I B 期以上的宫颈癌具有较高的灵敏度和准确率。DWI 序列可显示出肿瘤组织呈现低信号背景下的高信号，DWI 的 ADC 值和特殊显像剂的使用也有助于判断淋巴结转移，但对于小于 1 cm 的病变评估效能也有限。

PET/CT 将 PET 代谢信息与 CT 解剖成像整合，在评价区域淋巴结转移及远处播散方面具有明显的优势。美国 2012 年的国家综合癌症网络（NCCN）指南中推荐将 PET/CT 用于宫颈癌 I B1 期以上患者的术前评估中。宫颈癌肿瘤细胞葡萄糖代谢较旺盛，可表现出 ^{18}F-FDG 摄取异常增高灶，研究统计鳞癌原发病灶的 SUV_{max} 值常高于腺癌，这可能始于鳞癌细胞膜相较于腺癌，葡萄糖转运蛋白 -1 表达更高，且腺癌细胞内往往含有较多黏液所致。治疗前宫颈癌原发病灶的 SUV_{max} 值不仅可提示病灶组织类型、分化程度，也可作为根治性放化疗结局的预测指标，对于预测局部复发及总生存率也意义重大。研究数据显示，宫颈癌原发病灶及盆腔淋巴结、腹主动脉旁淋巴结 SUV_{max} 大于 10 与不良预后相关[2]。PET/CT 还有助于显示肿瘤侵及的范围和边界，这一特点可帮助确定放疗方案中准确勾画出肿瘤边界，可在安全范围内将 PET 显像中阳性淋巴结的放疗剂量加大，同时保护膀胱、直肠等邻近组织器官。

在早期宫颈癌的诊断中，PET/CT 的局限性主要表现为空间分辨率有限，且由于部分容积效应的存在，对直径小于 5 mm 的淋巴结或微小病灶的检出率和灵敏度不高，存在一定的假阴性。对于一些炎性病变、生理性摄取 ^{18}F-FDG 的部位及病灶，在判读上可能会造成假阳性的结果。

局部进展期的宫颈癌患者初次治疗后约 1/3 比例会有复发，且常发生在初治后的 2 年内，治疗后患者局部的正常解剖结构会有改变，CT 和 MRI 对于鉴别局部复发或术后改变的作用受限，而 PET/CT 显像可相对较早地检出复发和转移，可较早地在功能代谢水平发现病灶，且由于 PET/CT 显像是一次扫描全身成像，可及时发现其他影像学检查未能发现的隐匿转移灶，尤其是临床上患者出现了血清肿瘤标志物（如 SCC）渐进性升高而常规影像学检查阴性的患者，行 ^{18}F-FDG PET/CT 检查将使患者获益。宫颈癌初治后的代谢缓解模式也可作为无病生存期和总生存期的预测指标，初治后 PET/CT 显示疾病进展的患者与那些代谢完全缓解者相比，其总生存期显示出明显的下降（0 ～ 18%）[3]。

参考文献

［1］谢幸，苟文丽 . 妇产科学 . 北京：人民卫生出版社，2013.
［2］王敦煌，胡克，霍力，等 .（18）F-FDG PET-CT 在宫颈癌中的应用 . 中国肿瘤临床与康复，2016，（11）：1406-1408.
［3］Brunetti J. PET/CT in gynecologic malignancies. Radiologic Clinics of North America，2013，51（5）：895-911.

（陈雪祺　张建华）

病例 24　子宫内膜癌 PET/CT 显像

病史及检查目的

患者女性，64 岁，主因"绝经后阴道流血 4 月余"就诊。患者自然绝经 14 年，4 月余前无明显诱因出现阴道出血，淋漓不尽，色暗红，伴轻度下腹部坠胀不适感。既往史无特殊。专科查体未见异常。

实验室检查：血常规、血生化及肿瘤标志物均未见异常。外院 MRI 检查示：宫腔内实性肿块，T2WI 稍高信号，T1WI 及 DWI 呈高信号。临床疑诊子宫内膜癌。为进一步明确诊断及分期行 ^{18}F-FDG PET/CT 检查（病例图 24-1）。

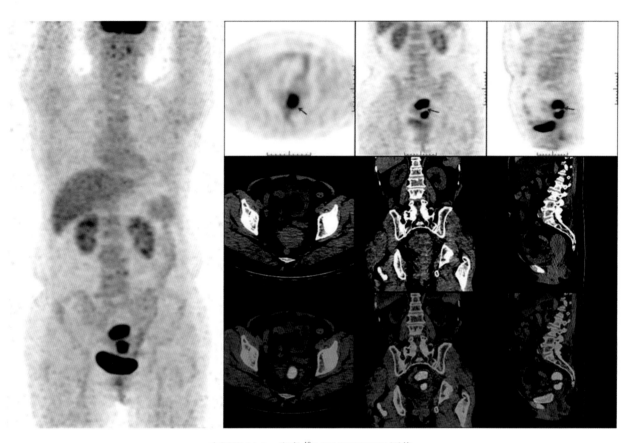

病例图 24-1　患者 ^{18}F-FDG PET/CT 图像

^{18}F-FDG PET/CT 显像

检查所见：子宫大小正常，形态略饱满；子宫内膜显像摄取弥漫性明显增高，SUV$_{max}$ 10.2，且延迟显像中进一步增高，延迟 SUV$_{max}$ 12.6。双侧附件区放射性分布未见异常。盆腔及双侧腹股沟未见肿大或显像剂摄取增高淋巴结。

检查意见：子宫内膜葡萄糖代谢弥漫性增高，考虑子宫内膜癌可能，建议进一步行组织学检查。

病理诊断结果

患者行宫腔镜检查＋分段诊刮术，病理回报：（子宫内膜）肿瘤组织，部分呈浆液性癌，部分肿瘤分化差，呈梭形及多形性，伴大片肿瘤性坏死。

病例相关知识及解析

子宫内膜癌（endometrial carcinoma，EC）是发生于子宫内膜的一组上皮来源恶性肿瘤，为女性生殖道的三大恶性肿瘤之一，仅次于宫颈癌，占女性全身恶性肿瘤的约 7%，占女性生殖道恶性肿瘤的 20%～30%。近年来子宫内膜癌的发病率明显上升，且患病群体也呈现年轻化趋势。主要临床症状为绝经后阴道流血、排血性或浆液性分泌物等，尚未绝经者也可表现为经量增多、经期延长或月经紊乱，合并感染时可有脓血性排液及恶臭。实验室检查中出现子宫外转移者或病理类型为浆液性癌者可表现血清 CA125 水平升高。

EC 可分为 I 型和 II 型。I 型为雌激素依赖型，最为常见，约占 EC 的 90%，好发于绝经早期，多在子宫内膜增生的基础上发生癌变，肿瘤分化一般较好；II 型为雌激素非依赖型，多见于老年女性，包括子宫内膜浆液性癌、透明细胞癌、癌肉瘤等类型，多预后不良。多数子宫内膜癌生长较缓慢，部分病理类型发展较快，可短期内出现转移，转移途径包括直接蔓延、淋巴转移和血行转移。一般情况下，主要的确诊手段为诊刮刮取内膜后进行病理检测，但术前通过影像学手段进行准确的分期对术后效果也有重要意义[1]。

在术前诊断中应用最普遍的影像学检查方法为超声，包括经腹部超声和经阴道超声，由于超声检查便捷、性价比较高，往往作为首选的影像学方法。MRI 具有极佳的软组织分辨能力，不仅有利于明确子宫内膜癌灶范围，判断肌层浸润深度，还可评估宫颈间质受累状况及盆腔内肿瘤的局部扩散等，在术前分期中准确性较高。当 MRI 发现子宫内膜厚度绝经前大于 10 mm 或绝经后大于 3 mm，且子宫肌层受浸润、结合带出现异常信号等，均应考虑子宫内膜癌的可能。在增强扫描中，典型的子宫内膜癌一般呈现注射造影剂后早期（25 s 左右）明显强化，2～3 min 后则呈现为非均匀的、程度低于显著强化肌层的区域，此时肿瘤与肌层的对比度最清楚[2]。

目前 ^{18}F-FDG PET/CT 也被用于子宫内膜癌的诊断与分期中，通常表现为子宫腔内条状、团块状葡萄糖代谢增高区，子宫内膜癌灶对显像剂摄取的程度有助于判断肿瘤的分化程度及侵袭性，有研究研究显示 SUV_{max} 大于 12 可作为预测不良预后的指标[3]，但需注意某些良性病变也可出现 ^{18}F-FDG 摄取增高，如子宫内膜增生、子宫内膜炎症、息肉及子宫腺肌症等。由于未绝经者的子宫内膜可出现显像剂生理性摄取，以排卵期和月经期为著，因此 PET/CT 检查时需要询问患者的月经周期，最好安排在月经周期前后进行检查，以减少子宫内膜生理性摄取对影像判读的干扰。一般情况下绝经期妇女无明显的子宫内膜生理性摄取。值得注意的是，PET/CT 对于子宫内膜癌肌层受累的评价有明显的局限性，目前不推荐其用于 EC 的筛查及原发灶初始诊断。

^{18}F-FDG PET/CT 在检出淋巴结转移和远处播散方面明显优于其他影像技术，这有助于术前分期及治疗后肿瘤复发监测。在术前，PET/CT 可帮助临床更好地评估患者是否可以从淋巴结清扫术中获益，从而制订合理的治疗方案。子宫内膜癌患者治疗后，20%～25% 可在 3 年内出现复发，最常见的肿瘤复发部位为腹盆部、淋巴结、阴道残端等，PET/CT 对于监测肿瘤复发具有一定优势，尤其是对于高危患者。子宫内膜癌的淋巴结转移与肿瘤生长部位有关，宫底部病灶常跳跃转移至腹主动脉旁；子宫角或前壁上部病灶转移至腹股沟淋巴结；子宫下段或累及宫颈的病灶可转移至宫旁、闭孔、髂内、髂外及髂总淋巴结；而晚期患者的血行转移部位为肺、肝、骨等。研究显示 PET/CT 检测淋巴结转移的特异性高达 100%，但灵敏性在 57%～63% 之间，并不足以使大多数患者放弃淋巴结清扫术，但 PET/CT 可识别出某些高危者远隔部位的转移，可避免不必要的手术治疗。对于那些可进行放射性治疗的患者，^{18}F-FDG PET/CT 可提供对原发病灶和转移灶更精确的靶区勾画。

参考文献

[1] 谢幸，苟文丽.妇产科学.北京：人民卫生出版社，2013.

[2] 郑卓肇.不同影像学方法在子宫内膜癌早期诊断中的比较.实用妇产科杂志，2015，31（7）：497-499.

[3] Brunetti J. PET/CT in gynecologic malignancies. Radiol Clin North Am，2013，51（5）：895-911.

（陈雪祺　张建华）

病史及检查目的

患者男性，62 岁，前列腺癌根治术后 3 年余，内分泌治疗及耻骨放疗后，近期复查前列腺特异性抗原（prostate specific antigen，PSA）升高，总 PSA（tPSA）6.66 ng/ml（参考值＜ 4.57 ng/ml），临床考虑肿瘤转移。为明确病变范围，行 ^{68}Ga-PSMA PET/CT 显像（病例图 25-1）。

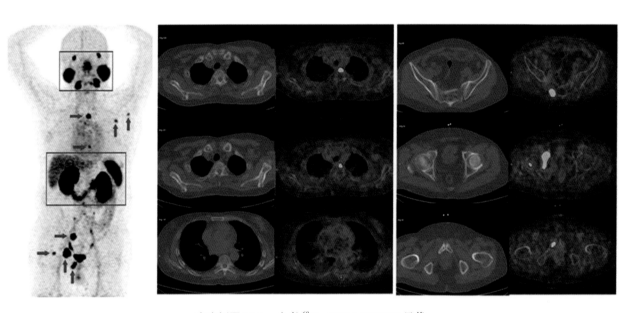

病病例图 25-1　患者 ^{68}Ga-PSMA PET/CT 显像

^{68}Ga-PSMA PET/CT 显像

检查所见： T3 椎体、左侧肩胛骨、左侧第 3 肋腋段、左侧第 9 肋腋后段、T7 与 L4 棘突、骶骨右侧部、右侧髋臼、双侧耻骨、右侧股骨可见多发异常放射性浓聚（红色箭头所示），其中部分病灶 CT 相应部位可见骨质破坏，左侧第 9 肋腋后段可见病理性骨折。另外，双侧泪腺、腮腺、唾液腺、鼻腔及鼻咽部黏膜、双肾皮质、肝、脾及腹腔内部分小肠肠管可见生理性摄取（蓝框所示）。

检查意见： 多发骨 ^{68}Ga-PSMA 表达强阳性，其中部分伴骨质破坏，考虑为前列腺癌多发骨转移。

病例相关知识及解析

前列腺癌（prostate cancer，PCa）在全球男性恶性肿瘤的发病率位居第二位，死亡率位居第五位。近年来，随着生活环境的变化、人口的老龄化及诊断水平的提高，我国前列腺癌的发病率也逐年上升，成为男性所有恶性肿瘤中发病率和死亡率增速最快的疾病，严重威胁中老年男性健康，因此前列腺癌的早期诊断和治疗至关重要。然而，前列腺癌是一种具有明显异质性的恶性实体肿瘤，起病隐匿，早期无明显特异性症状，目前临床上前列腺癌的诊断和分期主要依靠直肠指诊、血清前列腺特异性抗原（PSA）检查、经直肠超声检查、CT、MRI、骨扫描等，这些检查方法均有一定价值，但也有各自的不足之处。但当患者 PSA 水平较低、前列腺癌病灶及其转移病灶体积较小、中央区病灶、患者多脏器肿瘤而难以明确转移病灶来源时，超声、CT、MRI 和骨扫描等常规影像学手段却难以明确诊断，大约 40% 的可切除病灶无法通过这些常规影像学手段检出。

前列腺特异性膜抗原（PSMA）是一种存在于前列腺上皮细胞膜的固有膜蛋白，在前列腺癌细胞的表达增加100～1000倍，尤其在晚期和去势抵抗性前列腺癌中表达增加，成为前列腺癌分子影像学检查的理想靶点。2017年3月，欧洲核医学协会（EANM）联合核医学和分子影像学学会（SNMMI）共同发布了前列腺癌 ^{68}Ga-PSMA PET/CT 检查指南，为前列腺癌 ^{68}Ga-PSMA PET/CT 检查提出了相关建议。^{68}Ga-PSMA PET 的临床应用价值体现在多个方面。

（1）^{68}Ga-PSMA PET 显像对前列腺病变进行定性诊断：病例图 25-2 示两例临床疑诊前列腺癌患者的 ^{68}Ga-PSMA PET/CT 图像。左图为一 53 岁男性，体检发现 PSA 升高，tPSA 5.62 ng/ml，游离 PSA（fPSA）0.40 ng/ml，^{68}Ga-PSMA PET/CT 示前列腺右侧叶可见异常放射性浓聚影，高度怀疑前列腺癌。右图为一 71 岁男性，体检发现 PSA 升高，tPSA 5.28 ng/ml，fPSA 1.39 ng/ml，^{68}Ga-PSMA PET/MRI 示前列腺区未见放射性分布局限异常浓聚影，提示前列腺癌可能性较小。

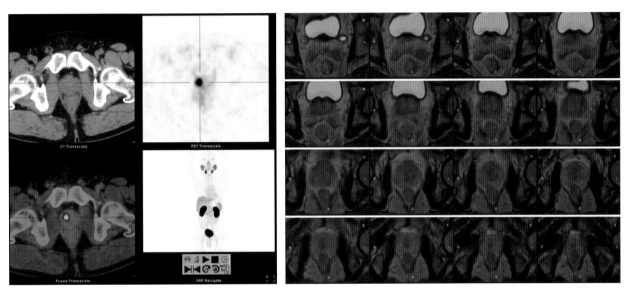

病例图 25-2　两例疑诊前列腺癌患者的 ^{68}Ga-PSMA PET/CT

（2）^{68}Ga-PSMA PET 显像对前列腺癌进行分期：病例图 25-3 示 ^{68}Ga-PSMA PET 在前列腺癌分期诊断中的应用。患者，男性，71 岁，前列腺环切术后提示前列腺癌，行 ^{68}Ga-PSMA PET 检查进行术前分

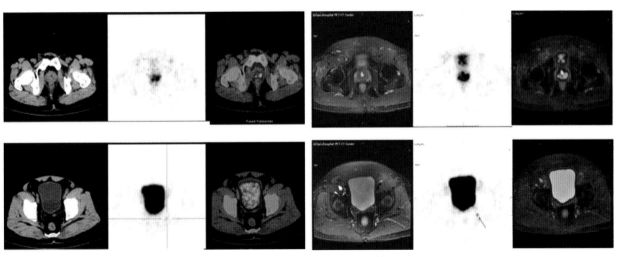

^{68}Ga-PSMA PET/CT (注射后1 h)　　　　　^{68}Ga-PSMA PET/MRI (注射后3 h)

病例图 25-3　前列腺癌患者 ^{68}Ga-PSMA PET 1 h 和 3 h 图像

期。1 h PET/CT 示前列腺区显像剂异常浓聚灶及盆腔左侧摄取增高小淋巴结，3 h PET/MR 显示前列腺病变及盆腔左侧淋巴结摄取程度增加，且额外显示了 2 个摄取增高小淋巴结。提示该患者为前列腺癌伴盆腔淋巴结转移。

（3）^{68}Ga-PSMA PET 显像定位前列腺癌生化复发病灶：病例图 25-4 示 ^{68}Ga-PSMA PET 对前列腺癌复发患者病灶的检出。患者男性，66 岁，前列腺癌根治术后，tPSA 0.44 ng/ml，fPSA 0.02 ng/ml，行 ^{68}Ga-PSMA PET 检查寻找复发病灶。3 h PET/MR 显示盆腔右侧 2 个显像剂摄取增高小淋巴结，提示为转移性病变。

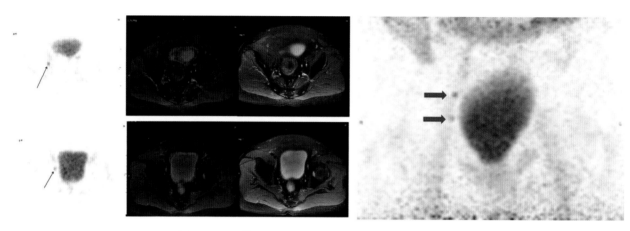

病例图 25-4　^{68}Ga-PSMA PET 对前列腺癌复发病灶的检出

（4）^{68}Ga-PSMA PET 显像指导放射免疫治疗：病例图 25-5 示一 61 岁男性患者，前列腺癌去势治疗＋内分泌治疗＋放疗后，出现全身疼痛，血清学检查提示 PSA 持续性增高，近期 tPSA 837.43 ng/ml，为明确病变全身分布情况并确定能否适合 ^{177}Lu-PSMA 治疗行 ^{68}Ga-PSMA PET 检查。^{68}Ga-PSMA PET/CT 显像示扫描野内广泛骨骼密度增高伴显像剂摄取轻度增高；双侧颈部、锁骨上下区、双侧腋窝区、腹膜后区、盆腔两侧、双侧髂内外血管旁及左侧腹股沟区多发摄取增高淋巴结，均考虑为转移性病变，

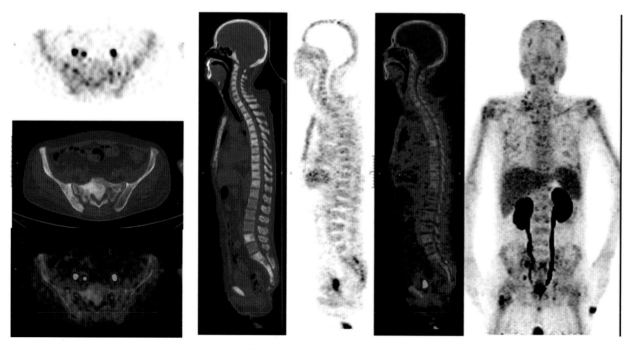

病例图 25-5　^{68}Ga-PSMA PET 显像指导放射免疫治疗

但 PSMA 浓聚程度相对较轻，提示患者不适于行 ^{177}Lu-PSMA 治疗。

^{68}Ga-PSMA PET 显像在前列腺病变的鉴别诊断、前列腺癌术前分期、早期复发监测的影像诊断方面显示了潜在的应用价值，特别是当 PSA 水平较低时，较目前临床常用的影像学检查方法更具优势，病灶的检出率随 PSA 水平的升高而升高，对前列腺癌患者个体化治疗方案的制订起着重要作用。MRI 具有更好的软组织分辨率，一体化 PET/MR 设备 PET 探测效率更高，具有更大的临床应用前景。

参考文献

［1］Maurer T，Eiber M，Schwaiger M，et al. Current use of PSMA-PET in prostate cancer management. Nat Rev Urol，2016，13（4）：226-235.

［2］Fendler，WP，Eiber M，Beheshti M，et al.（68）Ga-PSMA PET/CT：Joint EANM and SNMMI procedure guideline for prostate cancer imaging：version 1.0. Eur J Nucl Med Mol Imaging，2017，44（6）：1014-1024.

（覃春霞　兰晓莉）

神经系统疾病

显像技术篇

神经核医学（nuclear neurology）是利用放射性核素示踪技术对神经、精神疾病进行诊治以及开展脑科学基础研究的一门分支学科。近年来，随着新型显像剂的不断研制成功和以 PET/CT 及 PET/MRI 为代表的多模态显像设备的逐步更新，神经核医学更广泛地被应用于临床诊断、指导治疗及疗效监测中，由此得到了迅速的发展，已经成为神经科学发展中不可或缺的重要部分。我们在了解神经系统形态学改变的同时，又可通过 SPECT/CT、PET/CT 及 PET/MRI 来获得脑组织血流、代谢、受体分布、认知功能等方面的信息，从分子水平来揭示神经精神疾病的病因和发病机制、病理改变以及预后，并开展对大脑功能的深入研究。神经核医学常用的显像方法有：脑血流灌注显像、脑代谢显像、脑神经递质和受体显像、脑脊液间隙显像和脑血管显像等，临床上广泛应用于脑血管疾病、癫痫、痴呆、运动障碍性疾病、脑肿瘤等疾病的诊断以及脑功能研究。

一、脑血流灌注显像

（一）显像原理

脑血流灌注显像（cerebral blood flow perfusion imaging）是利用某些示踪剂（小分子量、零电荷和高脂溶性）能依靠单向被动扩散过程通过完整的血-脑屏障进入脑组织并滞留其内，用显像仪器显示大脑各部位局部脑血流灌注情况的脑断层显像。进入脑的示踪剂数量正比于局部脑血流量和脑细胞功能状态，可以采用半定量和定量方法计算局部脑血流量（regional cerebral blood flow，rCBF）和全脑血流量，得到局部脑血流灌注的图像，进而用于相关疾病的诊断和鉴别诊断。

（二）显像方法

1. SPECT 脑血流灌注显像

（1）显像剂：常用的显像剂包括 ^{99m}Tc-双半胱乙酯（^{99m}Tc-ECD）、^{99m}Tc-六甲基丙烯胺肟（^{99m}Tc-HMPAO）和 ^{123}I-苯丙胺（^{123}I-IMP）等。

（2）检查前准备：静脉注射 ^{99m}Tc 标记示踪剂前 30 min 至 1 h 空腹口服过氯酸钾 400 mg 以封闭脉络丛、甲状腺和鼻黏膜，减少 ^{99m}TcO$_4^-$ 的吸收和分泌；注射前行视听封闭 5 min 以上，受检者闭目带黑色眼罩，用耳塞堵住外耳道口。

（3）检查过程：静脉注射 ^{99m}Tc-ECD 或 ^{99m}Tc-HMPAO 15 ～ 30 min 后，使用 SPECT 或 SPECT/CT，按脑断层显像常规方法进行成像。注意使患者头部枕于头托中，调节头托使眼外眦和外耳道连续与地面垂直，探头尽可能地贴近头部。

2. PET 脑血流灌注显像

显像剂常用 ^{15}O-H$_2$O 和 ^{13}N-NH$_3$·H$_2$O。静脉注射 ^{13}N-NH$_3$·H$_2$O 后 5 min 使用 PET/CT 或 PET/MRI 成像设备及脑专用程序进行断层显像。

3. 介入试验

SPECT 或 PET 脑血流灌注显像时通过增加脑负荷量，可以了解脑血流的反应性变化，以提高缺血性病变（特别是潜在缺血性病变）的阳性检出率。介入试验主要有药物负荷试验和生理刺激介入试验。乙酰唑胺试验为最常用的药物介入试验。生理刺激介入试验较常用的有视听、语言、认知及运动负荷等刺激。

（三）正常影像

正常脑血流断层影像从横断面、矢状面及冠状面三个断面进行分析。大脑和小脑皮质、基底节神经核团、丘脑、脑干等灰质放射性较高，白质及脑室系统放射性相对稀疏，左、右两侧基本对称（图 2-1 和图 2-2 ）。

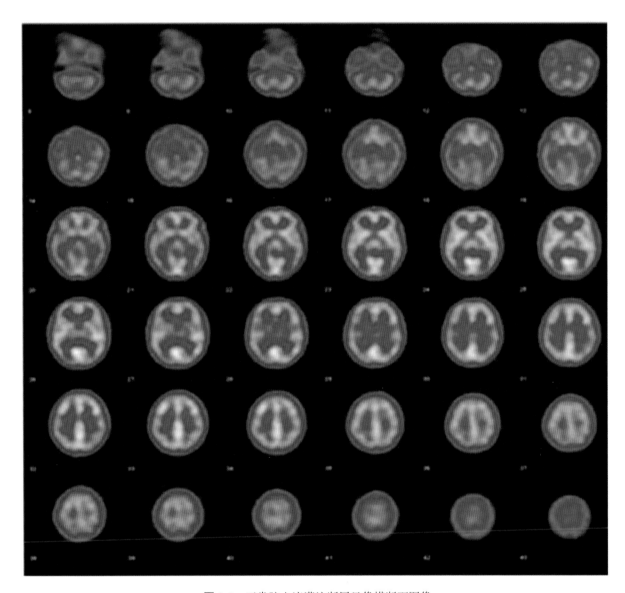

图 2-1　正常脑血流灌注断层显像横断面图像

介入试验后，正常脑血管扩张，血流灌注明显增加。图像分析方法主要有：①目测法：至少连续两个断面以上有一处或多处放射性摄取减低区或异常浓聚区，脑室及白质区域扩大或尾状核间距增宽，两侧丘脑、基底节及小脑较明显不对称等均被视为异常；②半定量分析法：临床较为常用，大多采用勾画感兴趣区的方法计算病灶与对侧相应部位的放射性计数比值；③统计参数图分析法。

二、脑葡萄糖代谢显像

（一）显像原理

脑葡萄糖代谢显像（cerebral glucose metabolic imaging）以放射性核素标记的葡萄糖为显像剂，使

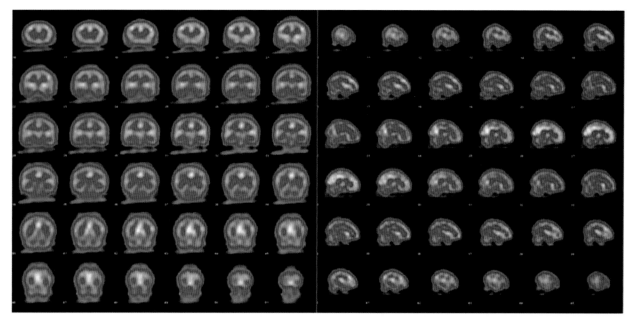

图 2-2　正常脑血流灌注断层显像冠状位与矢状位图像

用核医学显像设备显示细胞内有氧及无氧代谢的脑断层显像。葡萄糖是人体重要的能量底物，组织器官的葡萄糖代谢情况在很大程度上反映了其功能状态。^{18}F-FDG 是葡萄糖的类似物，与葡萄糖的差别在于 2 位的羟基被 ^{18}F 取代，静脉注射后，能与葡萄糖一样自由进入组织间隙，经葡萄糖转运蛋白介导进入细胞内，在己糖激酶作用下转化为 6- 磷酸 -FDG，由于结构上的差异，此后不能继续代谢而滞留在上述细胞内使之显影。

（二）显像方法

（1）显像剂：最常用的显像剂为 ^{18}F- 氟代脱氧葡萄糖（^{18}F-fluorodeoxyglucose，^{18}F-FDG）。

（2）检查前准备：注射显像剂前，受检者至少禁食 4 ～ 6 h，带黑眼罩和耳塞封闭视听，静脉注射 ^{18}F-FDG 后应保持安静；若仅用于脑肿瘤显像时，可以不空腹，以提高脑肿瘤与脑组织摄取放射性的比值。

（3）检查过程：脑葡萄糖代谢显像时，静脉注射 ^{18}F-FDG 后 40 ～ 60 min 使用 PET/CT 或 PET/MRI 进行图像采集；将患者头部置于头托中，并固定头部保持检查过程中体位不变。如果需要进行脑局部葡萄糖代谢率绝对定量测定时，还需按照一定程序进行动态采集信息。

（三）正常影像

正常脑葡萄糖代谢显像如图 2-3 和图 2-4 所示。

正常人脑葡萄糖代谢显像中脑皮质呈明显放射性摄取浓聚，以枕叶、颞上回皮质及尾状核头部、壳核放射性为著，小脑较低，左右两侧基本对称。脑葡萄糖代谢的图像质量清晰，还可通过绝对定量分析测定大脑皮质各部位和神经核团局部葡萄糖代谢率（local cerebral metabolic rate of glucose，LCMRGlu）或全脑葡萄糖代谢率（cerebral metabolic rate of glucose，CMRGlu）。

三、脑肿瘤显像

（一）显像原理

脑肿瘤显像主要包括反映肿瘤葡萄糖代谢、核苷酸代谢、氨基酸代谢及乏氧代谢等显像。有关葡萄糖代谢显像原理已在上面内容中予以介绍。以下主要介绍核苷酸代谢和氨基酸代谢显像原理。

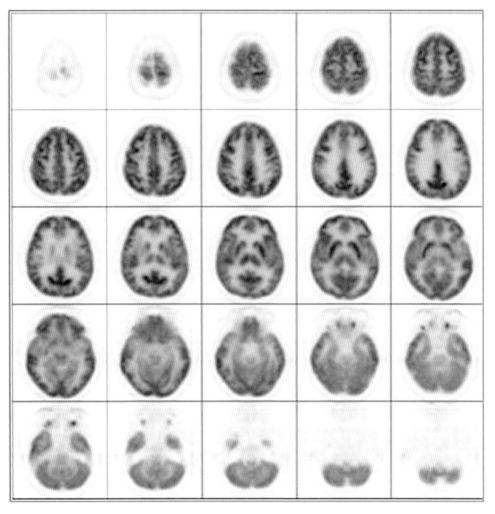

图 2-3　正常脑葡萄糖代谢显像横断面图像

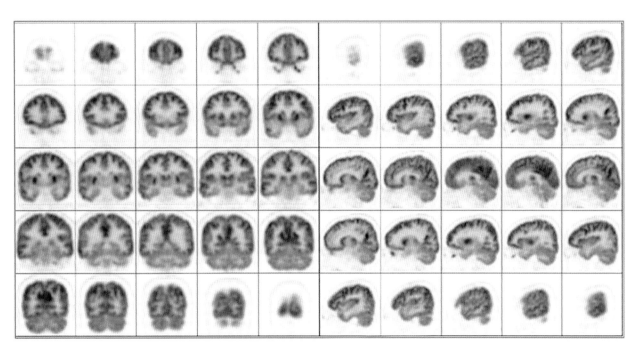

图 2-4　正常脑葡萄糖代谢显像冠状位与矢状位图像

1. 核苷酸代谢显像

核苷酸代谢显像最常用的显像剂是 ^{18}F- 氟代胸苷（fluorothymidine，FLT），它是一种氟标记的胸腺嘧啶脱氧核苷，属于核酸类代谢正电子显像剂。FLT 是胸苷的类似物，通过被动扩散和 Na$^+$ 依赖性转运蛋白两种方式被细胞摄取，在胸苷激酶 -1（TK-1）催化下磷酸化形成 FLT- 单磷酸（MP）而滞留于细胞内。由于 3 端被 ^{18}F 替代，^{18}F-FLT 不能参与 DNA 合成而蓄积在细胞内不能被降解，从而用于肿瘤显像。恶性肿瘤细胞的快速增殖可使 TK-1 活性上调，是正常细胞分裂增殖的 3 ～ 4 倍。^{18}F-FLT 是 TK-1 的底物，其摄取依赖于 TK-1 的活性，因此可以间接反映细胞 DNA 合成，作为肿瘤细胞增殖显像剂。炎症等良性病变细胞多为成熟的细胞，DNA 的合成量不高，因此通过 ^{18}F-FLT 显像能够补充 ^{18}F-FDG 不能有效鉴别炎症和肿瘤的不足。

2. 氨基酸代谢显像

氨基酸类正电子显像主要依靠 L 转运体的穿膜转运体（包括 L 转运体 1、L 转运体 2、L 转运体 3 和 L 转运体 4），其中 L 转运体 1 广泛表达于人肿瘤细胞中，对氨基酸转运、肿瘤细胞存活和生长起关键作用；L 转运体 2 主要负责转运小的中性氨基酸；L 转运体 3 和 L 转运体 4 选择性地转运苯丙氨酸。这类转运体主要由浓度梯度驱使，因此受细胞内氨基酸代谢的影响。氨基酸代谢最常用的显像剂是 ^{11}C-蛋氨酸（methionine，MET），MET 在肿瘤细胞中浓聚高，在大脑内本底低，有研究表明，^{11}C-MET 摄取与 Ki67 表达、增殖细胞抗原以及局部微血管密度相关。

（二）显像方法

核苷酸代谢常用显像剂 ^{18}F-FLT 在注射后 35 ～ 60 min 进行显像，氨基酸代谢常用显像剂 ^{11}C-MET 在注射后 20 ～ 25 min 进行显像。患者的检查前准备及图像采集方案均参照 ^{18}F-FDG 显像。

（三）正常影像

核苷酸代谢显像中，^{18}F-FLT 在正常增殖活跃的组织中有较高摄取，包括肝、胆囊、肾、骨髓，在乳腺组织中摄取较低。由于 ^{18}F-FLT 不易通过血脑屏障，故正常脑组织对其的摄取量也很低。

氨基酸代谢显像中，^{11}C-MET 在脑部摄取较少，在唾液腺、泪腺、骨髓、心肌、腹部及小肠中摄取较高。正常组织对氨基酸需求量少，呈低摄取，而肿瘤组织生长迅速，蛋白质合成加速，氨基酸需求增加，呈高摄取。

四、脑递质、受体显像

（一）显像原理

神经受体显像（neuroreceptor imaging）是利用放射性核素标记的配体与神经细胞表面相应的受体发生特异性结合反应，从而显示受体的特定结合点、分布、密度、亲和力、功能以及对药物的反应等变化的脑功能显像。该方法主要反映突触后神经元功能，目前研究和应用比较多的神经递质及受体主要有多巴胺能神经递质系统、乙酰胆碱受体（acetylcholine receptor）、苯二氮䓬受体（benzodiazepine receptor，BZ receptor）、5- 羟色胺受体（5-hydroxytryptamine receptor，5-HT receptor）和阿片受体（opioid receptor）等。

（二）显像方法

（1）显像剂：包括以下多种类型。

①多巴胺递质多巴胺转运蛋白，如 ^{18}F-DOPA、^{11}C-β-CFT 等。

②多巴胺受体，如 ^{11}C-NNC112、^{11}C- 雷氯必利、^{11}C-IBZP 等。

③乙酰胆碱受体，如 ^{11}C-PMP、2-^{18}F-A-85380、^{11}C-MP4A、^{123}I 或 ^{11}C-QNB。

④苯二氮䓬受体，如 ^{123}I- 碘代马西尼（^{123}I-Ro-16-0154）、^{11}C- 氟马西尼（^{11}C-Ro-15-1788）。

⑤5- 羟色胺（5-HT）受体，如 ^{11}C-DASB、^{18}F-altanserin、^{18}F-MPPF 以及 ^{18}F-deuteroaltanserin。

⑥阿片受体，如 ^{11}C-DPN、^{11}C-CFN。

（2）检查前准备：受检者空腹，保持安静，给药前后进行视听封闭，保持检查室灯光暗淡。对个别不能配合者须在检查前给予适当镇静剂。苯二氮䓬受体在检查前需要停用苯二氮䓬类药物，并禁酒 48 h。

（3）检查方法：根据配体所标放射性核素的不同，用于脑受体显像的仪器可以是 SPECT（包括 SPECT/CT）或者 PET（包括 PET/CT 或 PET/MRI）。例如，^{123}I-IQNB 和 ^{11}C-QNB 分别用于乙酰胆碱受体的 SPECT 显像和 PET 显像。^{123}I- 碘代马西尼（^{123}I-Ro-16-0154）和 ^{11}C- 氟马西尼（^{11}C-Ro-15-1788）是分别用于 BZ 受体的 SPECT 显像和 PET 显像。

（三）正常影像

大脑皮质及神经基底核团富集神经受体分布部位的受体结合位点放射性分布均匀、对称，影像轮廓结构清晰，小脑放射性分布较低。多巴胺转运蛋白（dopamine transporter，DAT）显像在横断面上仅可见双侧纹状体部位显影，放射性分布均匀、对称，外形饱满，类似"熊猫眼"形态，脑内其余部位未见或仅见少量接近本底水平的非特异性放射性摄取。

利用计算机感兴趣区（region of interest，ROI）技术和采用一定的生理数学模型可得到定量分析的功能参数，即放射性配体与受体特异结合的最大结合容量（B_{max}）和结合解离常数（Kd），定量反映受体数量（密度）和功能（亲和力）。半定量分析常在富有受体分布区域与参考区分别设置 ROI，计算靶 / 本底摄取比值（T/B），例如多巴胺受体显像半定量分析常用纹状体与小脑或纹状体与枕叶比值。

（常　燕　王瑞民　王　茜）

I. 脑血管病

病例 26 负荷试验脑血流灌注显像评价脑血流储备

病史及检查目的

患者男性，55 岁，糖尿病 17 年，现予精蛋白生物合成人胰岛素注射液（预混 30R）（诺和灵 30R）18 U，皮下注射 2 次 / 日，血糖及血压控制尚可。高血压 2 年，最高 160/110 mmHg，平素予缬沙坦氢氯噻嗪片控制尚可。近 3 个月出现头晕，活动后下肢无力，发作与体位改变有关，由卧位坐起时症状明显，休息后可缓解。CT 检查提示右侧腔隙性脑梗死，颈动脉超声提示颈内动脉、椎动脉狭窄。为了解脑血流储备情况行 ATP 负荷脑血流灌注显像。

脑血流灌注显像

检查方法： 静脉注入显像剂 ^{99m}Tc-ECD 370 MBq，15 min 后行静息脑血流灌注断层显像。显像结束后监测患者血压及心电图，同时按 0.16 mg/（kg·min）速率调节微量注射泵在 5 min 内匀速静脉注射 ATP 直至完毕，在注射 ATP 的第 3 min 末再注入 925 MBq 显像剂 ^{99m}Tc-ECD，15 min 后采集脑血流灌注显像（病例图 26-1）。

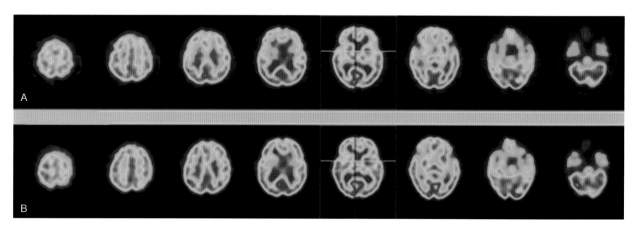

病例图 **26-1** 患者 ATP 负荷及静息脑血流灌注显像。A. 负荷像；B. 静息像

检查所见： 静息脑血流灌注断层显像未见明显异常。负荷脑血流灌注显像见双侧额叶及部分颞叶血流灌注减低。

检查意见： 双侧额叶及部分颞叶血流灌注减低，脑血流储备降低。

临床随访结果

患者 MRI 检查未见明显异常。DSA 示：左颈内动脉中度狭窄，右颈内动脉溃疡性斑块并重度狭窄，双侧后交通动脉开放（病例图 26-2）。

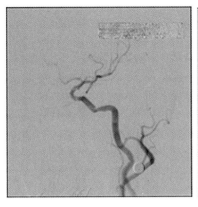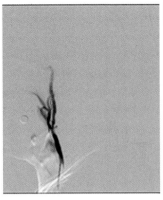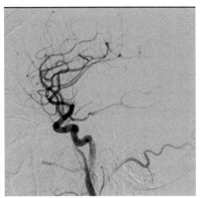

病例图 26-2　患者 DSA 检查

病例相关知识及解析

动脉硬化所致的颈内或颅内动脉狭窄是中老年缺血性脑卒中的主要原因，而脑血管反应性受损是此类患者发生临床症状的重要危险因素。因此，对其进行正确诊断并评价脑血流储备功能显得非常重要，以避免严重后遗症并减少患者死亡率[1]。负荷脑血流灌注显像是一种评价脑血流储备的检查方法，通常采用静息与负荷显像对比的方法进行评判。

由于颅内外有丰富的侧支循环途径，当颅内动脉狭窄时可以通过侧支循环来弥补特定区域的灌注不足而不出现临床症状，但是应激情况下患者需氧增加，狭窄血管不能相应扩张而出现盗血现象，侧支循环不能代偿，此时患者便可出现缺血症状，甚至脑梗死、猝死。因此，普通的静息脑血流灌注 SPECT 显像不足以反映处于代偿状态的病理改变，而药物负荷试验可以模拟脑需氧量增加的情况，从而发现不能代偿的血管狭窄的血流灌注减低情况。常用的药物负荷试验[2]有 CO_2 试验、乙酰唑胺试验等。CO_2 负荷试验需要麻醉机等特殊设备，操作复杂，且不良反应较多，不适宜临床推广；而乙酰唑胺负荷试验已在国外普遍应用，其有效性得到确认，但一些受试者可能感觉不适，可发生心血管不良反应和一过性神经功能障碍，而且费用较高，且国内不易获得。ATP 药物负荷被广泛用于心肌缺血的早期诊断，而作为脑血流灌注显像的负荷用药，国内外报道不多[3]。ATP 进入人体细胞后，被细胞外核苷酸酶依次分解为二磷酸腺苷（ADP）、单磷酸腺苷（AMP），进一步分解为腺苷，通过增加体内腺苷水平，作用于脑血管的腺苷受体，产生舒张血管的作用，从而模仿这种脑需氧量增加的情况，发现脑血流储备降低的血管狭窄所致血流灌注减低。ATP 作为脑血流灌注显像负荷用药物，具有价格相对较低廉、药物作用持续时间短（ATP 在体内的半衰期 < 20 s）、不良反应较轻的特点，多次给药不会产生累积效应。ATP 引起房室传导阻滞的发生率也较少。

本例患者静息时因交通支的代偿，在脑血流灌注显像中无明显血流灌注减低区出现，容易被误诊，但是在负荷状态下出现局部脑组织血流灌注减低。通过本病例，希望让大家了解 ATP 负荷脑血流灌注显像原理、方法及图像分析，同时知道 ATP 负荷脑血流灌注显像在提高脑血流灌注受损的检出率及评价脑血流储备方面的作用。

参考文献

［1］中华医学会神经病学分会，中华医学会神经病学分会脑血管病学组. 中国脑血管病一级预防指南 2015. 中华神经科杂志，2015，48（8）：629-643.

［2］尹立杰，刘杰，金超岭，等. 负荷试验脑血流灌注显像在脑血管疾病中的应用. 国际放射医学核医学杂志，

2016，40（4）：287-296.

[3] Kusano Y，Echeverry G，Miekisiak G，et al. Role of adenosine A2 receptors in regulation of cerebral blood flow during induced hypotension. J Cereb Blood Flow Metab，2010，30（4）：808-815.

（尹立杰　颜　珏）

病例 27　烟雾病脑血流灌注显像

病史及检查目的

患儿女性，10 岁，4 个月前开始出现左下肢无力伴有麻木感，并进行性加重，偶感左上肢无力，无头痛、头晕、恶心、四肢抽搐等。曾于外院行头颅 MRI 检查，发现多发脑软化灶，头颅 MRA、MRV 示双侧大脑前、大脑中动脉细，被诊断为"烟雾病"。为进一步治疗转入我院。入院时查体：神志清楚，语言流利，答问切题。粗测嗅觉正常。视力、视野正常。双侧瞳孔等大等圆，对光反射灵敏，眼球运动正常。额纹、鼻唇沟对称。粗测听力正常。口角无歪斜、伸舌居中。左侧肢体浅感觉减退，左下肢明显，右侧正常。四肢肌张力正常。左下肢肌力 5－级，余肢体肌力 5 级。双侧腹壁反射、肱二头肌反射、肱三头肌反射、膝反射（＋＋）。双侧巴宾斯基征阴性。颈无抵抗，布氏征未引出。术前为评估脑部供血情况行脑血流灌注断层显像。

脑血流灌注显像

检查方法： 视听封闭 5 min 后静脉注入 ^{99m}Tc-ECD（0.25 mCi/kg），15 min 后行 SPECT 图像采集。患者取仰卧位，固定头部。探头围绕患者头部旋转 360° 采集图像，配低能高分辨准直器，采集矩阵 128×128，以每帧 3° 步进，共采集 120 帧。经计算机图像重建得到横断面、矢状断面和冠状断面三方位图像（病例图 27-1 至 27-3）。

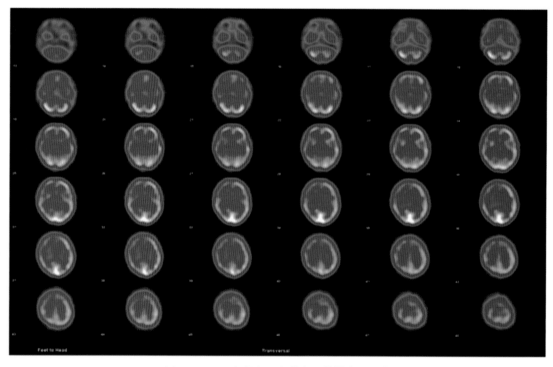

病例图 27-1　患者脑血流灌注显像横断面图像

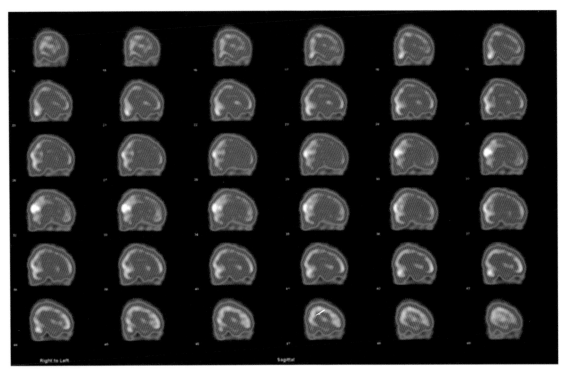

病例图 27-2　患者脑血流灌注显像矢状断面图像

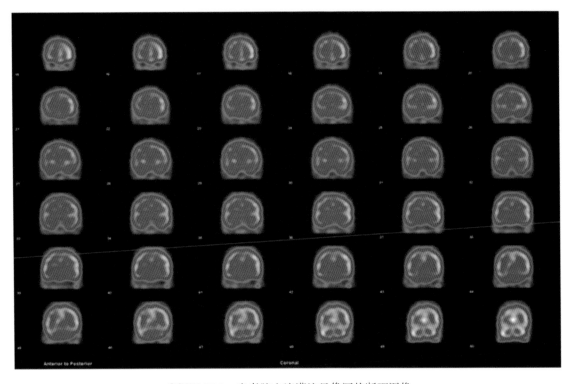

病例图 27-3　患者脑血流灌注显像冠状断面图像

　　检查所见：双侧大脑皮质及主要神经核团显影，左右结构基本对称，中线结构居中。右顶叶、右侧基底节区显像剂分布较对侧减淡，双侧额叶、颞叶（右侧为著）可见局限性显像剂分布减低，其余大脑各部位显像剂分布尚可。双侧小脑显像剂分布正常。

　　检查意见：右侧顶叶、右侧基底节区、双侧额叶、双侧颞叶血流灌注减低。

临床随访结果

患儿术前进一步行全脑 DSA 造影检查确诊烟雾病。DSA 示：颈内动脉虹吸段和大脑前、中动脉起始段严重狭窄闭塞，颅底异常血管网形成，并可见少量侧支循环形成。随后患儿行右侧颞浅动脉贴敷术。术后 6 个月复查 DSA，结果显示：颞浅动脉分支向颅内生长，颅底异常血管网较术前减少（病例图 27-4）。同时复查脑血流灌注显像示：双侧额叶及右侧基底节区脑血流基本恢复正常，余病灶血流较前明显改善（病例图 27-5）。

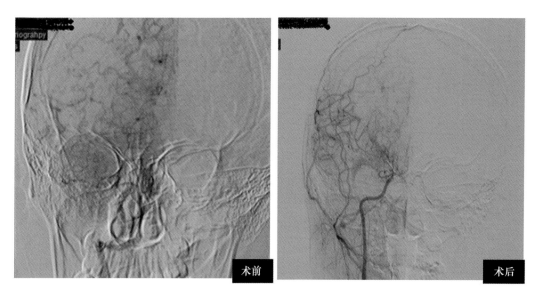

病例图 27-4 术前与术后 DSA 检查结果比较

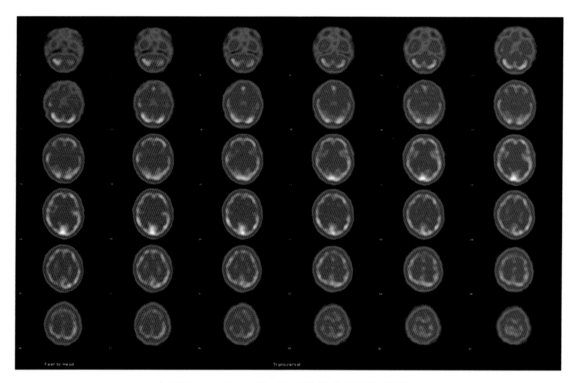

病例图 27-5 治疗后脑血流灌注显像（横断面图像）

病例相关知识及解析

烟雾病（Moyamoya disease，MMD）是一种病因未明的慢性进行性颅底动脉血管闭塞性疾病，以颈内动脉虹吸部及大脑前、中动脉起始部狭窄或闭塞，脑底部出现新生异常血管网为特点，因其在脑血管造影片上病变区表现为类似吸烟时喷出的烟雾，故称为烟雾病。该病呈慢性进行性改变，病程长、临床症状隐匿而不典型，多数患者在发病早期未及时就诊，直到病情进展出现明显症状时，才进行检查而确诊。烟雾病的病因学说颇多，可能的相关因素主要包括遗传、感染、免疫反应、细胞因子分泌异常、弹性蛋白堆积等，但尚未取得明确的结论。目前认为当脑血管病变累及双侧大脑时称为烟雾病，若累及单侧大脑或发现血管病变与系统性疾病相关时称为烟雾综合征。"烟雾"一词只涉及脑动脉造影上的独特表现，与病因无关。

烟雾病的临床表现可分为脑缺血和脑出血两种类型，并存在明显的年龄差异和地区差异。成人以脑出血为主，儿童则以脑缺血为主要表现。儿童不同的发育阶段，烟雾病首发症状具有不同特点。幼儿期以肢体无力为主，其次为抽搐；学龄前期开始出现头痛；学龄前期至青春期以肢体无力和头痛为主。烟雾病患者缺血症状的发作多由于血流动力学改变而非血栓栓塞。长期处于脑"灌注贫乏"状态的烟雾病患者可出现一系列短暂性脑缺血症状，当脑血流进一步下降、脑血管扩张失代偿，则脑缺血区发生不可逆损伤，患者出现视野缺损、感觉及运动功能障碍等临床症状[1]。有数据显示，30%～58%的烟雾病患者合并后循环病变，后循环病变的不断进展增加了脑缺血、卒中发生的可能性及危险性。缺血性卒中的表现包括短暂性脑缺血发作和脑梗死，主要累及颈内动脉供血区，尤其是额叶，另外还有顶叶、颞叶，少数累及基底节区，大部分患者出现偏瘫、偏身感觉障碍、失语、认知障碍等，还有一些不典型表现如癫痫、晕厥、视力障碍、人格变化等。

日本烟雾病研究会1997年制订了烟雾病的诊断标准，即脑动脉造影（DSA）出现以下表现：①颈内动脉虹吸段或其大的分支大脑中动脉（MCA）和（或）大脑前动脉（ACA）严重狭窄、闭塞。②动脉期颅底异常血管网形成，头部CTA或MRA显示颈内动脉末段（TICA）、ACA起始段和MCA起始段严重狭窄或闭塞且脑底部异常血管网形成，或在头颅MRI上看到2个以上明显的血管流空影也可认为异常血管网。前循环（MCA、ACA）病变根据烟雾状血管分为5个等级（Ⅰ～Ⅴ期），后循环血管大脑后动脉（PCA）异常分为3个等级：①轻度，PCA分支轻微狭窄和脑底血管网轻度异常；②中度，异常血管网扩大且有丘脑或基底节病变；③重度，涉及基底动脉和椎动脉且异常血管减少[2]。

DSA可清晰显示颈内动脉和颅内血管整个Willis环，大脑前、中、后动脉主干及主要分支，以及是否伴发动脉瘤，是诊断烟雾病及术后疗效评价的"金标准"。DSA结果行Suzuki分期判读：0期指无血管异常；Ⅰ期指颈内动脉远端狭窄；Ⅱ期指烟雾样代偿血管开始形成；Ⅲ期指进行性颈内动脉狭窄及烟雾样代偿血管增加；Ⅳ期指颈外动脉代偿血管开始形成；Ⅴ期指颈外动脉代偿血管逐渐加强及烟雾样血管减少；Ⅵ期指颈内动脉完全闭塞，烟雾样血管消失。

烟雾病的治疗包括药物治疗和手术治疗。手术治疗可以改善脑血流，减轻缺血性损伤的严重程度和发作频率，降低脑梗死的风险，改善术后生活质量和脑功能的长期预后。2012年的烟雾病诊断及治疗指南推荐行脑血运重建手术。最常用的手术方式为颞浅动脉-大脑中动脉（STA-MCA）吻合术，其优势在于：①颞浅动脉（枕动脉）-大脑中动脉直接吻合术创伤小，更容易让轻症患者接受。②术中将硬脑膜反转贴敷于脑表面，确保脑膜中动脉作为间接血管供体。国内文献报道脑-脑膜融通术的血运重建有效率达78.4%[3]。直接血运重建与脑膜中动脉间接血运重建能够提供术后即刻与长期可靠的颅内代偿供血。③避免颞肌损伤及颅骨缺损，缺血型烟雾病患者多数术前口服阿司匹林，较小皮瓣骨窗有利于降低围术期出血风险。STA-MCA吻合术治疗烟雾病可以降低出血型患者的再出血率和致残率，以及缺血型患者短暂性脑缺血发作的发生率。

DSA是烟雾病诊断及术后疗效评价的"金标准"，但为有创性检查，且禁忌证较多，不易反复使用。MRI因其无创、简便、多序列处理特性而逐渐成为烟雾病术后复查的主要方法之一。但两者均为形态学检查，只能观察血管是否通畅，不能直接证实血流灌注区域的脑组织功能是否恢复正常。PET也可用于脑血流动力学、脑代谢、脑受体及递质的检查，但费用高，临床应用受限。有研究表明应用SPECT脑血流灌注显像随访烟雾病患者，具有 DSA、MRI 基本同等的影像学价值，并具有无创、方便、灵敏、可定量的特点。

SPECT 脑血流灌注显像作为一种成熟的放射性核素显像检查方法，已被广泛用于评价癫痫、烟雾病等疾病脑组织血流状况的改变。脑血流灌注显影目前最常用的显像剂是 ^{99m}Tc-双半胱乙酯（^{99m}Tc-ECD）。^{99m}Tc-ECD 可被脑细胞摄取，入脑后不能反向通过血脑屏障，且在脑内分布稳定，其脑内滞留量与局部脑血流量成正比，能较好地反映局部脑血流情况，对缺血性脑血管病的诊断具有独特的临床意义和价值。另外，^{99m}Tc-ECD 脑摄取率高、标记方便、放化纯度高、体外稳定性好，在体内分布稳定，1 h 内脑组织中的放射性改变不大，便于临床工作中使用。脑血流灌注显像的显像剂在脑内的分布由以下两方面的因素决定：①脑组织的血流量。若血管狭窄或闭塞，其供应的脑组织区域放射性分布减少或缺损。②脑组织的功能。在没有血管病变的前提下，如果脑细胞功能有异常，对显像剂的摄取也发现有改变，出现放射性增浓或减淡。烟雾病患者由于双侧颈内动脉（ICA）、ACA、MCA 近段进行性狭窄、闭塞，供应区域的脑组织血流量减少甚至消失，脑组织功能受损，在 SPECT 脑血流灌注图像中病变区表现为放射性稀疏或缺损。利用 SPECT 脑血流灌注显像对缺血型烟雾病患者的脑血流改变进行观察，不仅有助于本病的诊断，还可以评估脑缺血的范围、严重程度以及进行脑血运重建术的必要性，在疗效和预后的评价方面同样具有重要的临床价值。

SPECT 脑血流灌注显像应用于烟雾病，有以下优势：①术前评估脑缺血的区域、范围和程度；②术后或治疗后评价脑血流改善的情况；③可进行局部脑血流量的定量和半定量测定；④安全无创。因此，SPECT 脑血流灌注显像在烟雾病诊断、疗效评价方面具有独特的意义和价值。

参考文献

［1］Huang AP，Liu HM，Lai DM，et al. Clinical significance of posterior circulation changes after revascularization in patients with moyamoya disease. Cerebrovasc Dis，2009，28（3）：247-257.

［2］Singh P，Paliwal VK，Neyaz Z，et al. Clinical and magnetic resonance imaging characteristics of tubercular ventriculitis：an under-recognized complication of tubercular meningitis. J Neyrol Sci，2014，342（1-2）：137-140.

［3］宗睿，暴向阳，杨琳，等 . 缺血型烟雾病脑硬膜动脉血管融通术后血管重建效果及影响因素 . 中国卒中杂志，2011，6（11）：852-857.

（申 强 范 岩）

II. 癫痫灶定位

病例 28　发作期＋发作间期脑血流灌注 SPECT 显像定位致痫灶

病史及检查目的：

患者男性，15 岁，10 年前患儿家人发现其在日常生活及入睡后反复出现右眼抽动，上肢不自主动作，常为摸索动作，右手为著，持续数秒，自行恢复，发作时意识模糊，时有发声，四肢强直，双眼上翻，无抽搐、口吐白沫、二便失禁，每天发作 20 ～ 30 次，夜间多发。当地医院诊断为癫痫，抗癫痫药物治疗至今，仍反复发作。现发作集中于夜间，每日发作 7 ～ 8 次。长程视频脑电图（video electroencephalogram，VEEG）2 天内监测到 20 次临床发作，均发生于睡眠期，脑电图提示致痫灶可能位于右侧半球。临床为术前进一步定位致痫灶行脑血流灌注显像。

脑血流灌注显像

检查方法：采取睡眠剥夺、减少或停服抗癫痫药的方式诱发癫痫发作；显像前至显像剂注射后 15 min 持续行 VEEG 监测；当患者出现临床和 EEG 癫痫发作时立即注射 ^{99m}Tc-ECD，获得发作期显像。隔日在 VEEG 确认无临床或 EEG 发作状态下静脉注射 ^{99m}Tc-ECD，获得发作间期显像。经计算机处理后分别获得发作期与发作间期脑血流灌注三方位断层图像，将两次显像对照分析（病例图 28-1 和 28-2）。

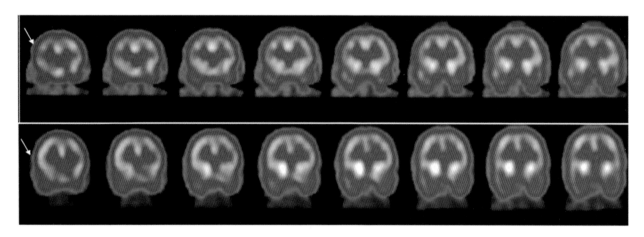

病例图 28-1　患者脑血流灌注显像。上排为发作间期显像，下排为发作期显像

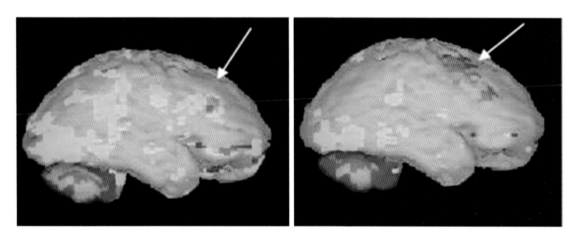

病例图 28-2　脑功能分析软件处理后图像。左图为发作间期显像，右图发作期显像

检查所见：发作间期显像示右侧额叶血流灌注减低，发作期显像示相应部位血流灌注增高，同时患侧基底节血流灌注较间期亦增高。Nurogam 脑功能软件分析结果显示右侧额叶脑血流灌注较正常对照组出现显著性差异。脑其余各部位放射性分布未见明显异常。

检查意见：综合发作期及发作间期显像结果，考虑致痫灶位于右侧额叶。

临床随访结果

患者最终行右侧额叶部分切除，病理为局灶性皮质发育不良。术后 1 年随访，患者未再出现癫痫发作（Engle Ⅰ级）。

病例相关知识及解析

癫痫（epilepsy）俗称"羊角风"，是大脑神经元突发性异常放电，导致短暂的大脑功能障碍的一种慢性疾病。流行病学资料显示，我国癫痫的总体患病率为 7.0‰，年发病率为 28.8/10 万，为神经科仅次于头痛的第二大常见病。癫痫病因复杂多样，包括遗传因素、脑部疾病、全身或系统性疾病等。癫痫病因与年龄的关系较为密切，不同的年龄组往往有不同的病因范围（表 28-1）。

目前癫痫以药物治疗为主，但有 20%～30% 的患者药物治疗难以控制发作或出现严重的不良反应，临床经过迁延，发展成为药物难治性癫痫。对于难治性癫痫患者，外科手术切除致痫灶是一种有效的治疗手段，然而，手术能否达到预期效果却取决于术前检查对致痫灶的准确定位。可用于致痫灶定位的检查手段有多种，分别从脑电生理学、解剖影像学和功能影像学等方面为定位提供信息，临床上最常用的检查方法包括 VEEG 监测、MRI 以及核素脑功能显像。通常对于 VEEG 和 MRI 检查阳性且提示致痫灶部位一致的癫痫患者，往往不需要行核素显像。临床中需要核素显像帮助诊断的情况多为 MRI 结果阴性或 VEEG 定位困难者。

表 28-1　不同年龄组的常见癫痫病因

新生儿及婴儿期	先天以及围生期因素（缺氧、窒息、头颅产伤）、遗传代谢性疾病、皮质发育异常所致的畸形等
儿童及青春期	特发性（与遗传因素有关）、先天以及围生期因素（缺氧、窒息、头颅产伤）、中枢神经系统感染、脑发育异常等
成人期	头颅外伤、脑肿瘤、中枢神经系统感染性因素等
老年期	脑血管意外、脑肿瘤、代谢性疾病、变性疾病等

用于癫痫定位诊断的核素显像包括脑血流灌注显像、脑代谢显像和脑受体显像等，其中临床应用最多的为 ^{99m}Tc-ECD 脑血流灌注显像和 ^{18}F-FDG 脑代谢显像，根据注射显像剂时患者有无发作（包括临床发作及亚临床发作），可分为发作期显像和发作间期显像。发作间期致痫灶典型表现为低灌注或低代谢，发作期显像致痫灶典型表现为高灌注或高代谢。通常认为发作期显像较发作间期显像具有更高的定位准确性，临床上常采用药物、剥夺睡眠等方式来诱发癫痫发作，试图获得发作期图像。但由于癫痫患者发作的不确定性，实际获得发作期图像并非易事，因此临床更多获得的是发作间期显像。另一方面就显像剂而言，由于 ^{18}F-FDG 脑摄取达到平衡需 20 min，获得的图像是整个药物吸收过程中脑内放射性分布的叠加，因此有人认为 ^{18}F-FDG 并不适合用于发作期显像。相对于 ^{18}F-FDG，^{99m}T-ECD 具有较好的时间分辨性，在完成注射 2 min 内，其脑组织摄取即达到高峰，几乎不会出现再分布，并可维持注射时间点的脑血流灌注分布状态至少 2 h 以上而不发生显著变化，所获得的图像更多是反映注射显像剂时的脑功能情况，因而常被用来获得发作期显像。然而，^{18}F-FDG PET 具有更好的空间分辨率，在发作间期显像中对致痫灶的检出性能明显优于 ^{99m}T-ECD SPECT。目前认为核素显像定位致痫灶的准确性由高到低依次为发作期脑血流灌注显像、发作间期 ^{18}F-FDG 脑代谢显像及发作间期脑血流灌注显像，而发作期＋发作间期联合显像的准确性更高。

核素脑功能显像主要是通过视觉判断分析双侧脑区的显像剂分布情况，并进行致痫灶的定位，但诸多的技术因素（如给药量、注射时间和头部摆放位置等）可影响图像质量，干扰正确判断；而阅片者的主观因素（包括阅片经验及对相关知识的认知程度）亦可影响诊断结果。为了使图像分析更加客观准确，在日常工作中可以参照一些脑功能分析软件（SPM、Neurogam、Q Brain 等）进行辅助诊断。

核素显像是一种操作性较强的显像技术，尤其在癫痫的定位诊断中，显像剂及其注射时间的选择、图像采集条件及影像判读方法等均可影响其诊断结果。了解不同的诊断技术，并加以联合应用，可能会进一步提高核素显像在癫痫定位诊断中的价值。

参考文献

［1］Ponisio MR，Zempel JM，Day BK，et al. The role of SPECT and PET in epilepsy. Am J Roentgenol（AJR），2021，216（3）：759-768.

（郝科技　王　茜）

病例 29 癫痫发作间期 ^{18}F-FDG PET/CT 显像

病史及检查目的

患儿女性，6岁，主因"反复抽搐发作1年余"就诊。患儿于1年5个月前起病，发作形式为局灶性发作（眼睑规律性眨动，伴或不伴双手摸索及四肢轻微抖动）、局灶性发作伴泛化（双眼向上凝视、全身僵直、四肢抖动、口唇发绀、尿便失禁）、部分性癫痫持续状态（左侧拇指非节律性抽动）。患儿反复发作至今，并予以抗癫痫药物治疗。MRI提示：右侧岛叶异常信号。脑电图提示：右侧前头部为主的棘波、棘慢波、尖波、慢波持续发放，检测到醒睡各期右侧起始的局灶性发作持续状态。为进一步明确脑内致痫灶，行 ^{18}F-FDG PET/CT 显像（病例图 29-1）。

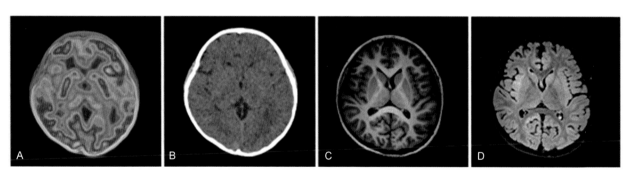

病例图 29-1　^{18}F-FDG PET/CT 脑显像（**A** 和 **B**），可见右侧额叶、额顶交界处、岛叶葡萄糖代谢减低，实质密度未见异常。MRI（**C** 和 **D**），示右侧岛叶 T2 FLAIR 稍高信号

^{18}F-FDG PET/CT 显像

检查方法及影像所见： 静脉注射 ^{18}F-FDG 50 min 后行脑 PET/CT 显像，结果示：右侧顶叶、顶枕交界、岛叶葡萄糖代谢较对侧不同程度减低，相应脑实质密度未见明显异常。余大脑皮质各叶密度及显像剂分布未见异常。大脑白质、皮质下神经核团、双侧小脑密度及显像剂分布未见异常。

检查意见： 右侧额叶、额顶交界、岛叶葡萄糖代谢减低，实质密度未见明显异常，考虑癫痫发作间期改变可能大。

临床随访结果

该患儿继续进行内科治疗，在之后的4个月、8个月复查MRI，从连续三次的MRI检查结果可以看出右侧脑部病灶范围逐渐扩大（病例图 29-2）。患儿随后行右侧大脑半球离断术＋部分脑组织（右侧额顶岛盖部）切除，病理结果为 Rasmussen 脑炎。术后脑电图提示：异常放电减少。疗效判断依据 Engel 分级标准，术后 6 个月随访为Ⅰ级（无癫痫发作）。

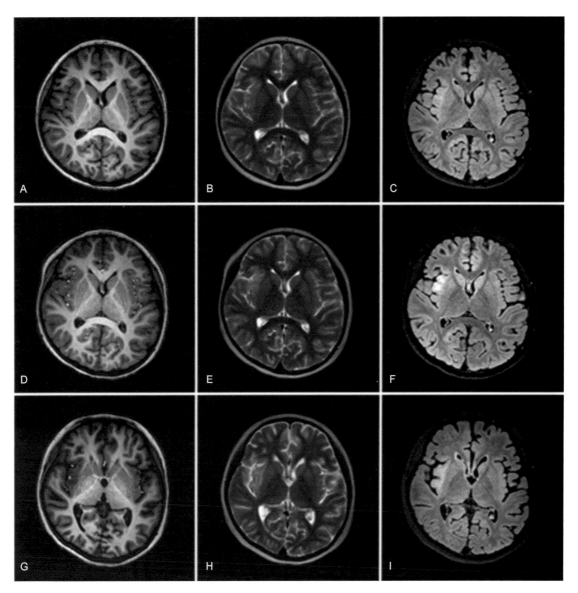

病例图 29-2　A～C、D～F、G～I 分别为三次 MRI，间隔时间为 4 个月、8 个月。A～C. 右侧岛叶 T2 FLAIR 稍高信号；D～F. 右侧岛叶 T1WI 稍低信号、T2 FLAIR 稍高信号；G～I. 右侧额颞岛叶皮质及皮质下 T1WI 稍低信号、T2 FLAIR 稍高信号，范围较前扩大

病例相关知识及解析

癫痫（epilepsy）是一种常见的神经系统疾病，其特征为脑神经元过度放电导致中枢神经系统功能失常，早期发现疾病对癫痫患者的治疗至关重要。生理状态下，葡萄糖是大脑皮质唯一的供能物质，因此脑内葡萄糖代谢率的变化能反映脑功能活动情况。^{18}F-FDG 是一种葡萄糖类似物，能够反映脑局部葡萄糖代谢状态，是检测癫痫病灶区域的最常用的示踪剂。一般情况下，致痫灶在发作间期典型表现为葡萄糖低代谢，而发作期则表现为高代谢状态[1]。

本例患儿发作形式为局灶性发作、局灶性发作伴泛化、部分性癫痫持续状态，脑电图提示异常放电，癫痫诊断明确。MRI 显示右侧岛叶 T1WI 稍低信号、T2WI 及 T2 FLAIR 稍高信号。在 PET/CT 检查过程中，患者注射显像剂前后及检查过程中未见发作，为癫痫发作间期。¹⁸F-FDG PET/CT 显示右侧额叶、额顶交界、岛叶葡萄糖代谢减低，符合发作间期病灶表现。

Rasmussen 脑炎最早由 Rasmussen 等提出，是一种罕见的、病因不明的、散发性慢性炎症疾病，儿童或青年人相对多见，主要表现为单侧大脑半球皮质萎缩、药物难治性癫痫、进行性神经功能和认知功能损害。其特征性组织病理学表现为：局限于一侧大脑半球的皮质炎症、神经元丢失和小胶质细胞浸润，大脑的任何区域都可受影响。癫痫发作一般起源于一侧大脑半球，两侧半球受累较为罕见。Rasmussen 脑炎疾病发展可分为三个阶段[2]：①初始期，不具特异性，主要表现为并不频繁的癫痫发作，中位持续时间 7.1 个月。脑影像学检查可无特殊发现，有的病例此期可长达数年，部分病例无初始期，直接进入急性期。②急性期，癫痫发作频繁，通常以持续性癫痫部分性发作（epilepsia partialis continua，EPC）的形式存在，伴有进行性一侧肢体运动障碍、偏盲、认知功能降低。若优势半球受累可出现失语症。平均持续时间 8 个月。此期癫痫发作的特点是：发作表现形式可以多样，最常见的形式为 EPC，对抗癫痫药物反应差。③残疾或后遗症：癫痫发作与持续的神经系统残障（如偏瘫）同时存在，此期脑影像学检查可有明显的、常为一侧性的脑病变和脑萎缩。

MRI 是 Rasmussen 脑炎诊断、评估和随访的主要方法，主要表现为进展性一侧半球局灶性皮质萎缩、灰质或白质 T2WI 或 T2 FLAIR 高信号、单侧尾状核头高信号或萎缩[2]（病例图 29-3）。但该法并不特异，也不能很好地与其他疾病进行鉴别。

Rasmussen 脑炎的诊断依据临床、脑电图和 MRI，部分患者还需要组织病理学检查。Bien 等提出的诊断标准分为 A、B 两部分[2]，如果具备 A 部分所有 3 项或 B 部分的任意 2 项指标，即可诊断为 Rasmussen 脑炎。

- A 部分：①局灶性癫痫（有或无持续性局限性癫痫）和一侧皮质损害；②脑电图示一侧脑半球慢波伴或不伴痫样放电；③ MRI 示单侧半球局灶性皮质萎缩伴至少下列表现中的一种：灰质或

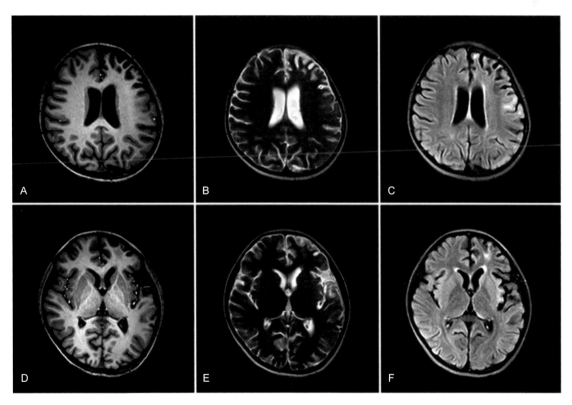

病例图 29-3 Rasmussen 脑炎患者的 MRI 影像，表现为左侧大脑半球萎缩，皮质及皮质下 T1WI 低信号（**A** 和 **D**）、T2WI（**B** 和 **E**）及 T2 FLAIR 高信号（**C** 和 **F**）

白质 T2WI 或 T2 FLAIR 高信号，单侧尾状核头高信号或萎缩。

- B 部分：①持续性局限性癫痫或进展性单侧皮质损害；② MRI 示进展性一侧半球局灶性皮质萎缩；③组织病理学检查示脑组织 T 细胞和小胶质细胞浸润，如果脑组织中出现较多的巨噬细胞、B 细胞或浆细胞、病毒包涵体，则可排除 Rasmussen 脑炎。

外科手术是控制 Rasmussen 脑炎引起的难治性癫痫发作的唯一有效手段[2]，手术主要包括功能性、解剖式大脑半球切除术[2]。然而，一些情况下 MRI 可表现为阴性，或病灶改变轻微以致不易识别，很难予以诊断。例如，既往 Rasmussen 脑炎病例几乎完全是局灶性或单侧病变，双侧半球受累极为罕见，因此需要准确识别病灶侧别以指导手术治疗。[18]F-FDG PET/CT 主要表现为病灶区域代谢减低，通常与 MRI 所示病灶分布密切相关，能够在疾病早期对病灶定位、定侧，这对于疾病的诊断、活检部位选择、治疗有一定帮助[3]。

如上所述，[18]F-FDG PET 在致痫灶定侧、定位方面有一定优越性，其对致痫灶的诊断准确率较高。部分 PET 异常代谢区的发现还要早于 MRI 图像对应区域的结构异常[1]。

参考文献

［1］Ilaria BG，Vittoria MM，Benedetta PF，et al. Cerebral metabolism and perfusion in MR-negative individuals with refractory focal epilepsy assessed by simultaneous acquisition of ^{18}F-FDG PET and arterial spin labeling. Neuroimage Clinical，2016，11（C）：648-657.

［2］Varadkar S，Bien CG，Kruse CA，et al. Rasmussen's encephalitis：clinical features，pathobiology，and treatment advances. Lancet Neurol，2014，13（2）：195-205.

［3］Fiorella DJ，Provenzale JM，Coleman RE，et al. ^{18}F-fluorodeoxyglucose positron emission tomography and MR imaging findings in Rasmussen encephalitis. American Journal of Neuroradiology，2001，22（7）：1291-1299.

（佟正灏　范　岩）

病例 30　癫痫发作期 ^{18}F-FDG PET/CT 显像

病史及检查目的

患儿男性，7 岁，间断抽搐 6 年余。患儿生后 6 个月高热后出现抽搐发作，表现为双眼向右偏斜、头向左偏，而后双侧肢体抖动，持续 2 ～ 3 min 缓解，平均 1 年出现 1 ～ 2 次。4 岁起发作频次加重（2 ～ 4 次 / 天），无热惊厥，发作形式为左侧面部及肢体抽动，每次持续 1 ～ 2 min。运动及智力发育无明显异常。脑电图检查示：右侧额、中央和顶区慢波、棘波、棘慢波接近持续发放，监测到右侧起始局灶性发作。MRI 检查示：右侧额叶中央前沟与额上沟交界处脑皮质增厚，皮质下白质可见片状 T1WI 低信号、T2WI 高信号，T2 FLAIR 呈高信号，考虑局灶性皮质发育不良（focal cortical dysplasia，FCD）可能大（病例图 30-1）。临床拟采取手术治疗。为完善术前检查，进一步行 ^{18}F-FDG PET/CT 显像。

^{18}F-FDG PET/CT 显像

检查方法： 检查当日患儿在静脉注射 ^{18}F-FDG 后 50 min 按常规方法行 PET/CT 图像采集，经计算机处理后获得三方位断层图像。但患儿在显像剂注射后的等候期间（约注射后 30 min）癫痫发作 1 次，持续约 2 min 后缓解。

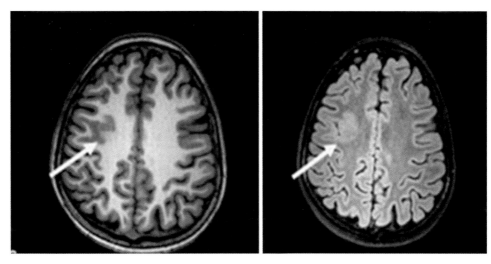

病例图 30-1 患者头颅 MRI，左图为 T1WI 像，右图为 T2 FLAIR 像。

检查所见： CT 图像显示右侧额叶中央前沟底部脑回结构欠清晰，密度稍增高，平均 CT 值 36 Hu，该区域呈放射性分布浓聚区；余大脑实质密度及显像剂分布未见明显异常（病例图 30-2）。

检查意见： 右侧额叶中央前沟底部皮质葡萄糖代谢增高灶，局部密度略增高，考虑癫痫灶发作期表现可能大。

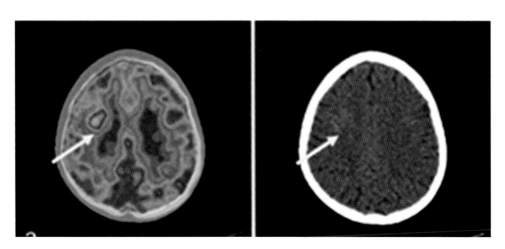

病例图 30-2 患者 ^{18}F-FDG PET/CT 融合图像

临床诊断及随访

本例患儿发作症状为局灶性发作（左侧上肢抖动、眼睑眨动），脑电图提示右侧额、中央、顶区放电，MRI 检查见右侧额叶异常信号出现，患者注射显像剂后 30 min 内发作 1 次，且 PET/CT 提示右侧额叶局灶性异常高代谢（符合癫痫灶发作期表现），此外，结合 3 个月前外院 PET/CT 该部位表现为低代谢（符合发作间期改变），以及 CT 示局部脑实质密度稍高，临床考虑皮质发育不良可能大。

该患儿在完善术前检查后行癫痫灶切除术，切除范围：右侧部分额叶，包括额中回后部、中央前沟底部、部分中央前回前部。术后脑电图监测示：癫痫波基本消失，局部少量异常放电。切除脑组织病理检查结果示：符合皮质发育不良（FCD Ⅱ b）。依据 Engel 分级标准，该患儿术后 6 个月随访疗效判断为Ⅰ级（无癫痫发作）。

病例相关知识及解析

局灶性皮质发育不良（focal cortical dysplasia，FCD）是皮质发育畸形的一种类型，是导致难治性癫痫最常见的病因之一。它是 18 岁以下接受手术的难治性癫痫患者最常见的病因，也是成人难治性癫痫常见的病因。手术切除病灶能有效控制癫痫发作。

FCD 这一概念最早由 Taylor 在 1971 年提出。随着人们对这一疾病认识的加深，分类方法不断更新。目前临床可根据病理学改变，依据 2011 年国际抗癫痫联盟（ILAE）提出的标准对 FCD 进行分型[1]（参见病例表 30-1）。

病例表 30-1　局灶性皮质发育不良（FCD）分型

分型	病理表现
FCD Ⅰ型：	
Ⅰa	存在皮质发育成熟的神经元，但存在放射状的层状结构不良
Ⅰb	存在切线方向上的层状结构不良
Ⅰc	同时存在上述两种病变
FCD Ⅱ型：	
Ⅱa	伴有异形神经元
Ⅱb	伴有异形神经元和气球样细胞
FCD Ⅲ型：	
Ⅲa	颞叶层状结构畸形同时伴有海马硬化
Ⅲb	皮质层状结构畸形，毗邻胶质瘤或神经节细胞瘤
Ⅲc	皮质层状结构畸形，毗邻血管畸形
Ⅲd	皮质层状结构畸形，合并生后早期后天获得性损害（如外伤、缺血、炎症等）

FCD 各型在 MRI 影像中有不同表现[2]（病例图 30-3 和 30-4）。

（1）FCD Ⅰ型：节段性或脑叶发育畸形或萎缩，皮质下白质体积缩小。灰白质交界处模糊、异常走行脑沟；T2 或 T2 FLAIR 信号增高，T1 信号减低。MRI 也可以表现为正常。

（2）FCD Ⅱ型：可为多脑叶病变，多发生于颞叶外的脑叶，其中又以额叶更为常见；灰质 T2 信号增高，较 FCD Ⅰ型更为明显，但仍低于白质。目前尚无特征性表现能够将Ⅱa与Ⅱb分开。有研究认为 Transmantle 征可能为Ⅱb型的特异性改变：即白质内异常信号从皮质向脑室延伸，逐渐变细形成"漏斗状"。

（3）FCD Ⅲ型：由于伴有其他疾病，该类型在影像学上将会有相应特征。

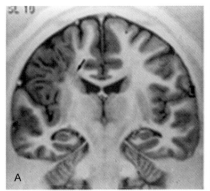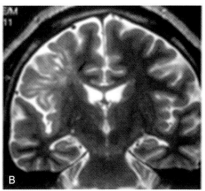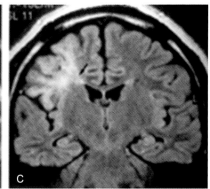

病例图 30-3　**A**. 冠状位 T1WI，右侧额叶皮质增厚，灰白质界限消失；皮质下白质可见尖端指向脑室逐渐变细的异常低信号；**B** 和 **C**. 冠状位 T2WI 和 T2 FLAIR 示尖端指向脑室逐渐变细的异常高信号

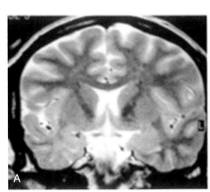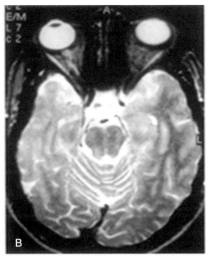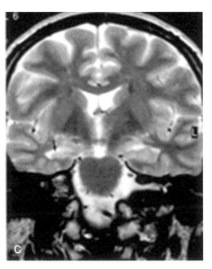

病例图 30-4　**A**. 冠状位 T2WI：右侧颞极发育不全，伴有白质信号异常；**B**. 轴位 T2WI：右侧颞极体积较对侧减小；**C**. 冠状位 T2WI：右侧海马萎缩伴信号异常，提示海马硬化

对 FCD 患者而言，脑 MRI 在癫痫灶定位方面具有重要的价值，其影像改变形态多样，可表现为皮质增厚或变薄、局灶性皮质或脑叶萎缩、灰白质分界不清、皮质或皮质下白质异常信号（T2WI 及 T2 FLAIR 高信号）等。但 MRI 也可出现假阴性，且与病理类型没有明显关系，故对于难治性癫痫的患者，MRI 正常时不能除外 FCD。

癫痫灶在发作间期 ^{18}F-FDG PET 显像中通常表现为低代谢，发作期则可表现为高代谢。它在检测 FCD 方面具有较高的敏感性，这在 MRI 阴性的病例术前评估中尤为有效。近些年，随着 PET/MRI 技术的发展，FCD 诊断的敏感性可以提高至 98%，特别是对于 FCD I 型和 MRI 阴性的患者 PET 的优势更为明显[3]。

参考文献

［1］Najm IM，Sarnatt HB，Blümcke I. The international consensus classification of focal cortical dysplasia-a critical update 2018. Neuropathology and Applied Neurobiology，2018，44（1）：18-31.

［2］Nadia Colombo，Laura Tassi，Carlo Galli，et al. Focal cortical dysplasias：MR imaging，histopathologic，and clinical correlations in surgically treated patients with epilepsy. American Journal of Neuroradiology，2003，24（4）：724-733.

［3］Halac G，Delil S，Zafer D，et al. Compatibility of MRI and FDG-PET findings with histopathological results in patients with focal cortical dysplasia. Seizure，2017，45（2）：80-86.

（佟正灏　范　岩）

病例 31　脑功能显像与视频脑电图监测联合定位致痫灶

病史及检查目的

患者女性，18 岁，因"发作性意识障碍伴抽搐 17 年"入院。患者于出生后 6 个月出现发热伴四肢抽搐，之后每逢发热便出现四肢抽搐，5 岁以后在不发热情况下也会有抽搐发作。疾病发作状态下的主要表现为瞪视、牙关紧闭、肢体抽搐、意识丧失，每次持续数分钟，发作频率不规律，多时每天发作

3～4次，少时每月1～2次。期间间断口服抗癫痫药物治疗，效果不佳。长程视频脑电图（VEEG）检查示发作期左侧颞区（F7-AVE、T3-AVE）首先出现节律性尖波活动，波幅逐渐增高（病例图31-1）。头颅MRI检查未见异常。临床诊断为症状性癫痫（颞叶癫痫可能性大），拟行手术治疗。术前为定位致痫灶行SPECT脑血流灌注显像。

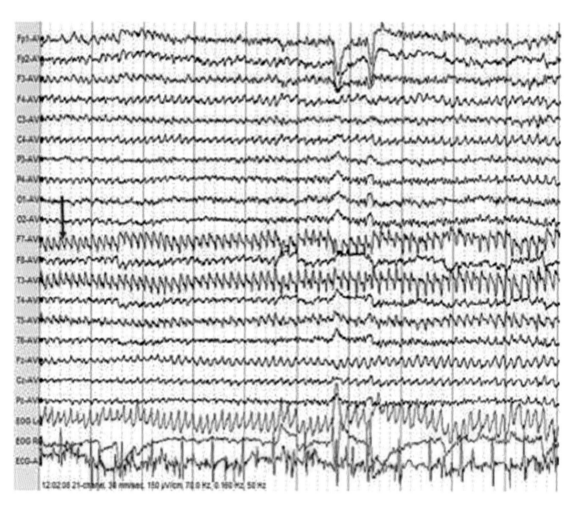

病例图31-1　患者VEEG示左侧颞区（F7-AVE、T3-AVE）首先出现节律性尖波活动（箭头所示）

脑血流灌注显像

检查方法：患者入院后开始停服抗癫痫药物以诱发癫痫发作。行脑血流灌注显像检查前一天开始连续进行VEEG监测至检查结束。注射显像剂前15 min开始封闭视听，直至SPECT显像开始。患者在无临床发作状态下静脉注射 ^{99m}Tc-ECD 25 mCi，20 min后行脑血流灌注SPECT显像。经计算机处理后生成横断位、冠状位和矢状位三方位脑血流灌注断层图像，并通过Neurogam软件分析生成三维分布图，并与同年龄组正常人脑血流分布比较，高于或低于正常参考值2 SD认为有统计学差异（病例图31-2和31-3）。

检查所见：大脑显影清晰，中线结构居中，左侧颞叶放射性分布低于右侧，余各部位放射性分布基本对称，未见明显异常。Neurogam图示左侧颞叶放射性分布低于正常参考值2 SD（箭头所示）。

检查意见：癫痫发作间期脑血流灌注显像示左侧颞叶血流灌注减低，结合VEEG，考虑致痫灶可能性大。

最终临床诊断

患者随后在皮质EEG探查下行左颞叶及海马切除术，术后病理检查结果示：软脑膜下血管扩张、

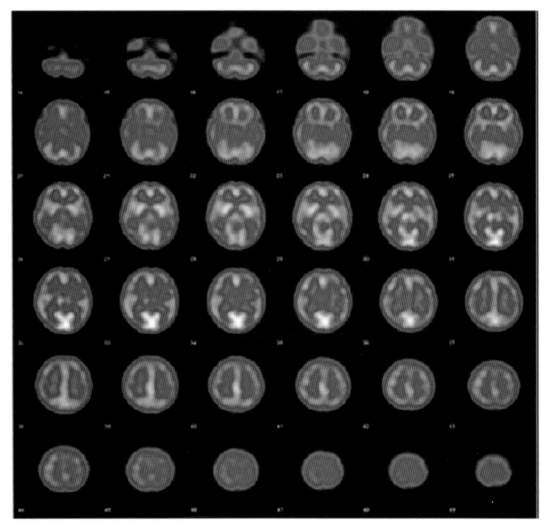

病例图 31-2　患者 SPECT 脑血流灌注显像连续横断面图像

充血，灶状炎性细胞浸润，灰质及白质结构存在，灰质内神经元层次及排列紊乱，可见神经元变性及柱状排列，周围胶质细胞增生，小血管扩张、充血，符合局灶性皮质发育不良（FCD）。患者术后临床症状改善，术后 1 年临床随访示 Engle Ⅰ级。

病例相关知识及解析

癫痫是一组复杂病因引起的临床较为常见的疾病，目前以药物治疗为主，但有20%～30%的患者药物治疗难以控制发作或出现严重的不良反应，临床经过迁延，发展成为药物难治性癫痫。对于难治性癫痫患者，外科手术切除致痫灶是一种有效的治疗手段，然而，手术能否达到预期效果却取决于术前检查对致痫灶的准确定位。目前临床定位致痫灶的检查手段很多，分别从脑电生理学、解剖影像学和功能影像学等方面为定位提供信息，常用的检查方法包括长程 VEEG 监测、脑 MRI 显像和核素显像；并且，不同方法定位致痫灶的一致性越好，准确性越高，术后效果也越好。实际临床中，对于 MRI 检查阳性，并且与 VEEG 和临床症状所提示的致痫灶部位一致的癫痫患者，往往不需要行核素脑显像，而行核素脑显像的患者常常是那些 MRI 结果阴性，并且 VEEG 定位困难的患者。

用于癫痫定位诊断的核素脑功能显像包括脑血流灌注显像、脑代谢显像和脑受体显像等，其中临床应用最多的为 ^{99m}Tc-ECD 脑血流灌注显像和 ^{18}F-FDG 脑代谢显像。有人认为 ^{18}F-FDG PET 发作期显像对致痫灶的定位价值有限，多被用于发作间期显像[1]。相对于 ^{18}F-FDG，^{99m}Tc-ECD 具有更好的时间分辨

第二部分　神经系统疾病

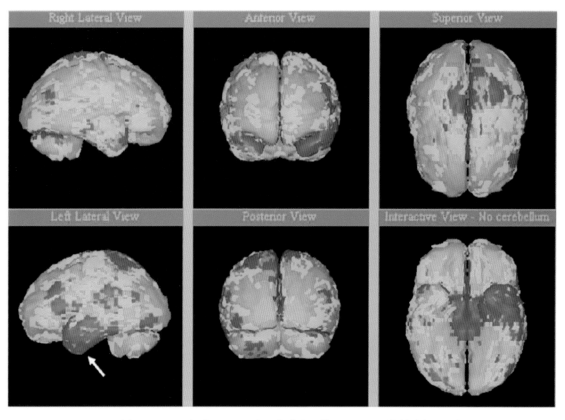

病例图 31-3　患者 SPECT 脑血流灌注显像 Neurogam 软件分析图

性，在完成显像剂注射 2 min 内，其脑组织摄取即达到高峰，且几乎无再分布现象，并可维持注射时间点的脑血流灌注分布状态至少 2 h 不发生显著变化，所获得的图像更多是反映显像剂注射时刻的脑功能情况，因此多被用于获得发作期显像。而 ^{18}F-FDG 显像具有更好的空间分辨率，对于发作间期致痫灶的显示更具优势[2]。然而，无论是何种脑功能成像，若能与脑电监测联合，尤其是在显像过程中进行脑电监测，可通过观察显像过程中的脑电变化，帮助我们准确解读影像异常所见，提高对致痫灶定位的准确性[3]，同时可检出癫痫的亚临床发作（病例图 31-4）。

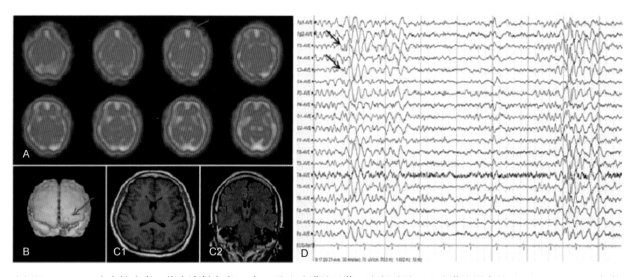

病例图 31-4　46 岁女性患者，临床诊断癫痫 34 年。脑血流灌注显像于左额叶见一血流灌注增高灶（**A**），Neurogam 软件分析示该区域血流灌注（红箭头）高于正常参考值 2 SD（**B**）。回顾分析患者 MRI T1 FLAIR 横断位（**C1**）和 T2 FLAIR 冠状位（**C2**）脑内未见异常信号出现；但显像过程 EEG 监测结果示：注射显像剂 50 s 后左侧额叶出现 2 次节律性尖波活动（F3-AVE、C3-AVE）（黑箭头），但该患者当时无癫痫发作

112

参考文献

[1] 王正江，陈雪红，柳江燕，等. SPECT 脑血流灌注药物诱发显像在原发难治性癫痫灶定位中的观察. 中国医学影像学杂志，2016，24（10）：729-731，734.

[2] Varghese GI，Purcaro MJ，Motelow JE，et al. Clinical use of ictal SPECT in secondarily generalized tonic-clonic seizures. Brain，2009，132（Pt 8）：2102-2113.

[3] 郝科技，王茜，刘献增，等. 视频脑电结合半定量分析的脑血流灌注显像定位致痫灶. 中华神经外科杂志，2014，（6）：604-607.

（郝科技　王　茜）

III. 脑退行性病变

病例 32　阿尔茨海默病 ^{18}F-FDG 显像

病史及检查目的

患者男性，73 岁，进行性记忆力减退、双眼视物模糊 9 年，加重 3 年。患者 9 年前无明显诱因出现近记忆力减退，性格行为无明显改变；7 年前家属发现其不会关电脑、不会使用遥控器及电话，但听见电话声音能够接电话；6 年前开始语言逐渐减少，不愿与人交流，反应迟钝，但生活尚能自理；3 年前起，患者言语减少症状逐渐加重，表情呆滞，经常找东西"视而不见"，常因看不到障碍物造成磕碰受伤；2 年前开始出现幻觉。患者自发病以来，大小便尚可，睡眠较轻，易醒，但无噩梦，体重下降 10 kg 以上。实验室检查：肿瘤全项检测未见异常；维生素 B_{12} 187.00 pg/ml（参考值 180.0～914.0 pg/ml），叶酸 11.62 ng/ml（参考值 3.1～19.9 ng/ml）。颅脑 MRI 示右侧侧脑室旁及半卵圆中心缺血灶，脑萎缩（顶枕叶、颞叶）。为进一步协助病因诊断行 SPECT 符合线路脑葡萄糖代谢显像（病例图 32-1）。

^{18}F-FDG 符合线路脑显像

检查方法：检查前患者禁食 4～6 h，控制血糖在正常范围。患者视听封闭 20 min 后，经肘静脉注射 ^{18}F-FDG 0.1 mCi/kg。注射药物后安静休息，封闭视听，40 min 后使用德国西门子公司 E.Cam 双探头符合线路 SPECT 扫描仪行脑断层显像。显像时患者仰卧在操作床上，头部枕于头托中，调节头托使 OM 线与地面垂直，固定体位直至检查完毕。图像采集条件：360° 断层采集，旋转半径 15 cm，矩阵 128×128，ZOOM 1.23，每帧 30 s，共采集 64 帧，层厚 3.9 mm。图像经计算机迭代及滤波反投影法，重建获得横断面、冠状面、矢状面断层图像。

检查所见：脑显影基本清晰，中线结构居中，双侧顶叶及后颞叶、枕叶皮质显像剂分布对称性减低；余双侧额叶皮质、丘脑、基底节及双侧小脑半球显像剂分布左右大致对称。

检查意见：双侧顶叶及后颞叶、枕叶皮质葡萄糖代谢对称性减低，符合后部皮质萎缩型阿尔茨海默病影像表现。

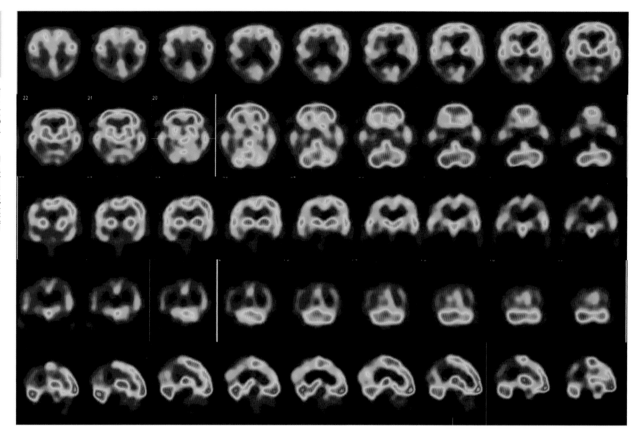

病例图 32-1 患者 SPECT 符合线路脑葡萄糖代谢显像

临床随访结果

患者随后在外院行 PIB-PET 检查，结果回报全脑广泛 PIB 阳性改变，提示淀粉样物质沉积，支持阿尔茨海默病的诊断。综合脑葡萄糖代谢显像和 MRI 检查结果，临床诊断为后部皮质萎缩综合征。

病例相关知识及解析

阿尔茨海默病（Alzheimer disease，AD）是一种多发于老年人、以进行性认知障碍和记忆能力损害为主的中枢神经系统退行性疾病。临床上以记忆障碍、失语、失用、失认、视觉空间损害、执行功能障碍以及人格和行为改变等表现为特征，病因迄今未明。病理特征主要包括老年斑、神经原纤维缠结和神经元丢失。本病根据起病年龄和临床表现可分为：①老年前期型：起病＜65 岁，病情进展迅速，较早出现失语、失写、失用等症状；②老年型：起病＞65 岁，病情进展缓慢，以记忆障碍为主要临床表现；③非典型或混合型：临床表现不能归结于上述两型者；④其他或待分类的阿尔茨海默病。根据家族史可分为散发性（约占 90% 以上）和家族性。影像学检查方面，磁共振成像（MRI）可检出脑组织的形态和结构变化，常见为脑组织的萎缩；核素脑代谢显像能够反映组织细胞代谢水平的变化，主要表现为双侧颞顶叶代谢对称性减低。

大脑后部皮质萎缩（posterior cortical atrophy，PCA）是一种以视觉障碍为主要表现、与顶枕叶皮质萎缩相关的临床综合征，由 Benson 等[1] 于 1988 年首次描述并建议独立分类。目前认为大部分 PCA 为 AD 的视觉变异型。从流行病学上来看，PCA 较典型 AD 起病年龄早，多于 50 ～ 65 岁起病。目前多认为 PCA 无性别差异，也有研究认为女性发病率是男性的 2 倍。PCA 的主要临床特点包括：视空间和视知觉异常、失读、Balint 综合征的表现（同时性失认、视觉性共济失调、眼球运动失用）以及 Gertsmann 综合征的表现（失算、失写、手指失认、左右失认），观念性失用和观念运动性失用也较为常见。在疾病早期，患者的记忆、言语功能及自知力等相对保留。近年来研究显示，部分患者早期也可出现工作记忆障碍以及类似原发性进行性失语（primary progressive aphasia，PPA）综合征的语言学功能障碍[2]。纵向研究显示随着疾病的进展，PCA 患者早期相对保留的顺行性记忆、执行功能和语言功能会逐渐恶化，患者最终将进展为全面性痴呆。从神经影像学特征来看，包括头颅 CT 和 MRI 的普通影像学检查均可显示 PCA 的特点，即显著的大脑后部萎缩。应用 SPECT 和 PET 进行的功能影像学研究也提示顶枕叶的血流或代谢改变。研究发现 PCA 及典型 AD 患者的淀粉样蛋白分布（PIB-PET 显像）均位于额叶、颞枕叶和枕叶皮质，且无显著性差异，提示淀粉样蛋白聚积虽然为 AD 的重要病理生理机制，却并不是导致典型 AD 与 PCA 临床表现不同的主要原因[1]。

本例患者外院 PIB-PET 检查结果回报全脑广泛 PIB 阳性改变，而符合线路脑葡萄糖代谢检查提示顶叶、后颞叶及枕叶葡萄糖代谢对称性减低，这种显像结果上的差异与两种显像的显像机制不同相关：AD 脑葡萄糖代谢显像的病理学机制是其神经元大量丢失和突触功能异常，引起大脑对能量的需求减低，从而导致对葡萄糖的需求减少，所以对 FDG 的摄取也减少；PIB 能与细胞外和血管内纤维状的 Aβ 蛋白特异性结合，可以反映 AD 的病理特征。国外大样本的研究结果提示，PCA 与典型 AD 在淀粉样蛋白沉积上无差别，均表现为弥漫的额、颞、顶、枕叶皮质的沉积[2]。

痴呆是一种慢性获得性的进行性智能障碍综合征，病因很多，疾病种类也很多，其诊断和鉴别诊断主要依赖于临床表现和影像学改变。CT、MRI 可检出脑组织的形态和结构变化，核素显像能够反映组织细胞代谢水平的变化，对指导临床明确诊断和治疗有重要价值。

参考文献

［1］Magnin E，Sylvestre G，Lenoir F，et a1. Logopenic syndrome in posterior cortical atrophy. J Neurol，2013，260（2）：528-533.

［2］de Souza LC，Corlier F，Habert MO，et a1. Similar amyloid-β burden in posterior cortical atrophy and Alzheimer's disease. Brain，2011，134（Pt 7）：2036-2043.

（关　乐　苏玉盛）

病例 33　阿尔茨海默病多模态显像

病史及检查目的

患者女性，57 岁，主因"记忆力减退逐渐加重 10 年"就诊。自述于 10 年前开始无明显诱因出现记忆力下降，主要表现为讲课水平下降，后逐渐出现讲课遗忘，讲课内容丢失，容易发脾气，当时考虑为更年期，未特别在意。后记忆力减退呈渐进性进展，近几年记忆力明显减退，远期记忆力减退至消失，语言明显减退，简单重复他人语言，大小便需要他人帮忙控制。现为明确诊断，该患者分别进行了脑淀粉样斑块显像、脑葡萄糖代谢显像和 Tau 蛋白显像。

^{11}C-PIB PET/CT 显像

检查方法与影像所见：静脉注射 ^{11}C-PIB 40 min 后行头部 PET/CT 显像。结果示脑组织显影，大脑皮质各叶弥漫性显像剂滞留（病例图 33-1），考虑 PIB 显像阳性。

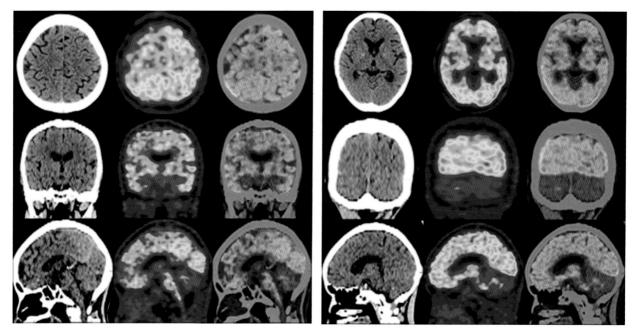

病例图 33-1　¹¹C-PIB PET/CT 显像

¹⁸F-FDG PET/CT 显像

检查方法与影像所见： 静脉注射 ¹⁸F-FDG 60 min 后行头部 PET/CT 显像。结果示脑组织显影，中线结构居中，双侧顶叶、颞顶交界区及颞叶部分皮质显像剂分布减低；左侧枕叶皮质显像剂分布略有减低；丘脑、基底节及双侧小脑半球显像剂分布左右大致对称（病例图 33-2 和 33-3）。

检查意见： 双侧顶叶、颞顶交界区及颞叶皮质葡萄糖代谢减低，结合 PIB 显像，考虑符合 AD 表现。

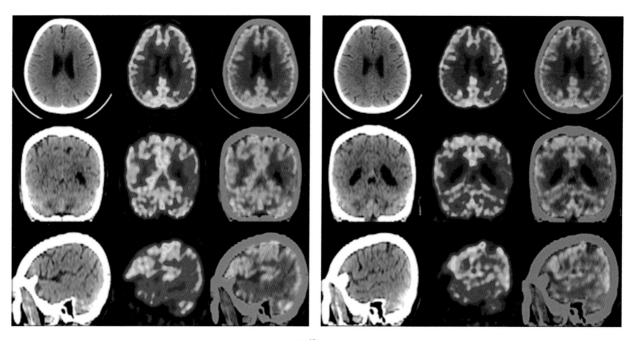

病例图 33-2　患者 ¹⁸F-FDG PET/CT 显像

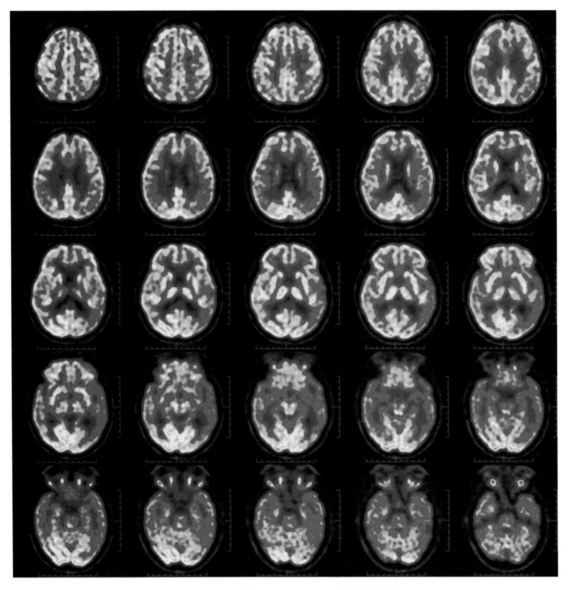

病例图 33-3 ¹⁸F-FDG PET/CT 连续断层图像

Tau 蛋白 PET/CT 显像

检查方法与影像所见：在静脉注射示踪剂 ¹⁸F-THK5317 后 40 min 开始图像采集。影像示双侧颞叶、左侧枕叶及双侧颞枕交界区皮质显像剂分布弥漫滞留；双侧顶叶皮质显像剂轻度滞留；双侧海马头部显像剂分布轻度增加，左侧为著。丘脑、基底节及双侧小脑半球显像剂分布左右大致对称（病例图 33-4）。

检查意见：双侧颞叶、左侧枕叶及双侧颞枕交界区皮质放射性弥漫滞留，双侧顶叶皮质放射性轻度滞留，考虑 Tau-PET 阳性显像。

最终临床诊断

根据患者年龄、临床症状和体征、脑葡萄糖代谢、淀粉样斑块蛋白和 Tau 蛋白显像结果，阿尔茨海默病诊断明确。

病例相关知识及解析

阿尔茨海默病（AD）是一种以认知功能障碍、日常生活能力下降及精神行为异常为特征的神经系

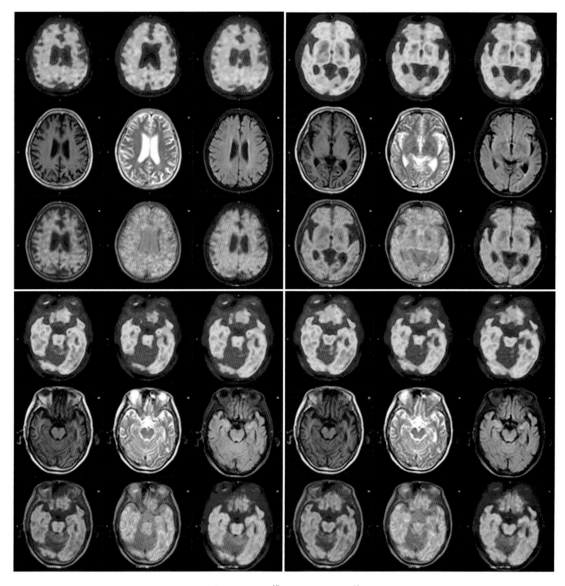

病例图 33-4 ^{18}F-THK5317 显像

统变性疾病，是老年期痴呆中最常见的类型。临床诊断主要依据临床病史、神经心理学、神经影像学、脑电图及脑脊液检查等。由于这些检查的灵敏性及准确性受限，其公认的确诊依据为尸检时发现老年斑（senile plaque，SP）、神经原纤维缠结（neurofibrillary tangles，NFT）和选择性神经元与突触丢失等。

2014 年国际工作组织（IWG-2）诊断标准强调了影像诊断的价值。在 MRI 结构成像中，内侧颞叶萎缩是 prodromal AD 到 AD dementia 的最佳标志物，而海马萎缩是最突出的标志物。正电子发射断层显像（PET）能够在活体内进行早期以及无创伤的特异性神经显像及量化分析[1]，不仅成为 AD 早期诊断的重要辅助手段，还可用于 AD 与其他痴呆的鉴别，以及疾病进展情况的评估。SP 和 NFT 是 AD 的特征性病理改变，寻找特异性的示踪剂是淀粉样蛋白 PET 显像技术的关键所在。以 Aβ 和 Tau 蛋白为生物标志物的特异性分子探针，在 AD 早期诊断、评价疾病严重程度以及药物疗效评估等方面具有较大优势[2]。

目前研究较多的 Aβ 蛋白特异性分子探针主要有以下几种：^{11}C-PIB（即 ^{11}C-6-OH-BTA-1，俗称匹兹堡化合物 B）、^{18}F-AV 系列、^{11}C-BF227、^{11}C-AZD4694 等。Aβ 斑块显像主要用于持续或进展的不可解释的轻度认知障碍及可能的 AD。^{11}C-PIB 是国内外研究中应用最早且使用最多的 β 淀粉样蛋白显像剂，由于它可以和脑内 Aβ 特异性结合，故可以作为特异性分子探针。典型 AD 患者的 ^{11}C-PIB 脑内分布特点是额前叶、内侧和外侧顶叶、部分外侧颞叶等呈高分布，丘脑、枕叶、初级视觉皮质、感觉和运动区域、小脑未见明显放射性分布[3]。显像结果与尸检的病理结果基本一致，具有较高的灵敏性和特异性[4]。但值得注意的是，在其他神经系统变性疾病如路易体痴呆（DLB）中同样存在 Aβ，因此，^{11}C-PIB 显像结果并不能完全实现对 AD 患者的特异性诊断。此外，^{11}C-PIB 由于合成复杂且物理半衰期较短（20 min），很大程度上限制了在临床中的应用。目前 ^{18}F-AV 类分子探针（主要包括 ^{18}F-AV-1 和 ^{18}F-AV-45 两种）被认为是较理想的显像剂，与 ^{11}C-PIB 比较，具有更合适的半衰期（110 min），且与 Aβ 蛋白有更好的亲和性和特异性，有助于评价 Aβ 蛋白的细微变化（如 AD 严重性的评估）[6]。

有关 Tau 蛋白显像剂的研究，目前仅限于国外开发的几种示踪剂，而国内鲜有报道。研究较多的显像剂有 ^{18}F-THK5105、^{18}F-THK5117、^{18}F-T807 和 ^{18}F-T808 等，都与 Tau 蛋白具有较高的亲和性。Tau 蛋白主要分布于中枢神经系统的神经元中。Tau 蛋白异常高度磷酸化是 AD 早期病理特征性的改变[7]。研究证实，Tau 蛋白与 AD 患者认知功能损害的关系较 Aβ 的沉积更为密切，且其异常聚集与 AD 病理分级呈正相关[8]。AD 患者 Tau 蛋白沉积呈现出内嗅皮质（Braak 阶段Ⅰ和Ⅱ）-边缘系统（Braak 阶段Ⅲ和Ⅳ）-大脑皮质（Braak 阶段Ⅴ和Ⅵ）的进阶累及过程。Okamura 等[9-10]首次报道了关于 ^{18}F-THK5105 的人体 PET 研究。研究发现与健康对照组相比，AD 患者在颞叶、顶叶、后扣带回及额颞皮质等沉积显著，这些沉积部位和尸检研究中与 AD 患者疾病严重程度最为相关的 NFT 病理部位相一致。同时，^{18}F-THK5105 在 AD 患者的颞叶皮质沉积较多，而这一区域是已知的 AD 患者脑中 NFT 沉积密度最高的部位。

本病例展示了 Aβ、Tau 蛋白和 ^{18}F-FDG 显像在 AD 诊断中的联合应用，提示多模态影像诊断将提高 AD 早期诊断的准确性。

参考文献

［1］Wolk DA，Klunk W. Update on amyloid imaging：From healthy aging to Alzheimer's disease. Current Neurology & Neuroscience Reports，2009，9（5）：345-352.

［2］Kung HF，Choi SR，Qu W，et al. ^{18}F stilbenes and styrylpyridines for PET imaging of a beta plaques in Alzheimer's disease：a mini perspective. J Med Chem，2010，53（3）：933-941.

［3］Klunk WE，Engler H，Nordberg A，et a1. Imaging brain amyloid in Alzheimer's disease with Pittsburgh compound B. Ann Neural，2004，55（3）：306-319.

［4］Liu E，Schmidt ME，Margolin R，et al. Amyloid-β ^{11}C-PiB-PET imaging results from 2 randomized bapineuzumab phase 3 AD trials. Neurology，2015，85（8）：692-700.

［5］MintunN MA，Larossa GN，Sheline YI，et al.［11C］PIB in a nondemented population：Potential antecedent marker of Alzheimer disease. Neurology，2006，67（3）：446-452.

［6］Saintaubert L，Payoux P，Hannequin D，et al. MR，（18）F-FDG，and（18）F-AV45 PET correlate with AD PSEN1 original phenotype. Alzheimer Dis Assoc Disord，2013，27（1）：91-94.

［7］Shimadzu H，Suemoto T，Suzuki M，et al. Novel probes for imaging amyloid-β：F-18 and C-11 labeling of 2-（4-aminostyryl）benzoxazole derivatives . J Label Compds Radiopharm，2004，47（3）：181-190.

［8］Blazquez-Llorca L，Garcia-Marin V，Merino-Serrais P，et al. Abnormal tau phosphorylation in the thorny excrescences of CA3 hippocampal neurons in patients with Alzheimer's disease. J Alzheimers Dis，2011，26（4）：683-698.

［9］Okamura N，Furumoto S，Fodero-Tavoletti Mt，et al. Non-invasive assessment of Alzheimer's disease neurofibrillary pathology using ^{18}F-THK5105 PET. Brain，2014，136（Pt6）：1762-1771.

［10］Harada R，Okamura N，Furumoto S，et al.［^{18}F］THK-5117 PET for assessing neurofibrillary pathology in Alzheimer's disease. Eur J Nucl Med Mol Imaging，2015，42（7）：1052-1061.

（常　燕　王瑞民）

病史及检查目的

患者男性，61 岁，主因"双下肢不自主抖动 9 年，启动困难 4 年，加重半年"就诊。患者 9 年前无诱因出现左下肢不自主抖动，未予以注意及诊治，约半年后右下肢不自主抖动，为间断性，表现为站立时明显，卧位时减轻，不伴肢体无力。4 年前出现启动困难，并逐渐加重。近半年明显加重，多次出现跌倒。曾在外院行头颅 MRI 检查，未见明显异常。为进一步明确诊断，分别行多巴胺转运蛋白、多巴胺 D_2 受体及脑葡萄糖代谢显像。

多巴胺转运蛋白显像

检查方法及影像所见：静脉注射 ^{11}C-β-CFT 50 min 后行脑部 PET/CT 显像。显像结果示大脑皮质各叶显像剂分布均匀，双侧壳核显像剂分布明显减低，两侧尾状核、双侧丘脑及小脑显示尚可（病例图 34-1）。

检查意见：双侧壳核多巴胺转运蛋白分布减低，建议多巴胺 D_2 受体及葡萄糖代谢显像。

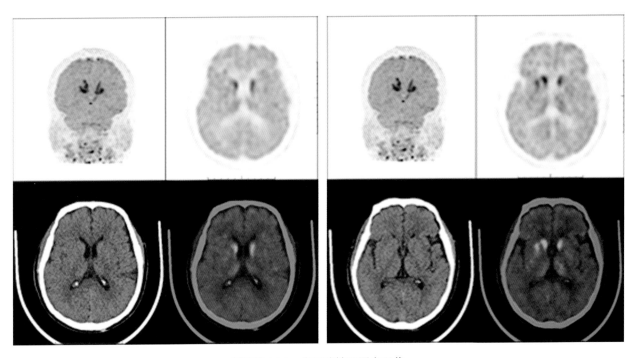

病例图 34-1　多巴胺转运蛋白显像

多巴胺 D_2 受体显像

检查方法及影像所见：静脉注射 ^{11}C-Raclopride 30 min 后行脑部 PET/CT 显像。结果示大脑皮质及小脑显像剂分布均匀，双侧壳核显像剂分布较尾状核增高（病例图 34-2）。

检查意见：双侧壳核多巴胺 D_2 受体水平上调，结合多巴胺转运蛋白显像，符合帕金森病表现。

葡萄糖代谢显像

检查方法及影像所见：静脉注射 ^{18}F-FDG 60 min 后行头部显像。结果示大脑显影清晰，中线结构居中，双侧大脑半球皮质、丘脑、基底神经节及小脑放射性分布基本均匀、对称（病例图 34-3）。

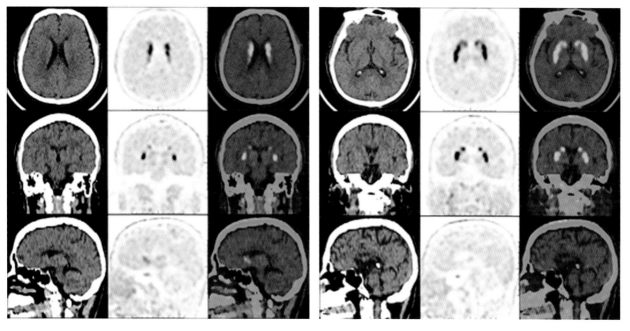

病例图 34-2　多巴胺 D_2 受体显像

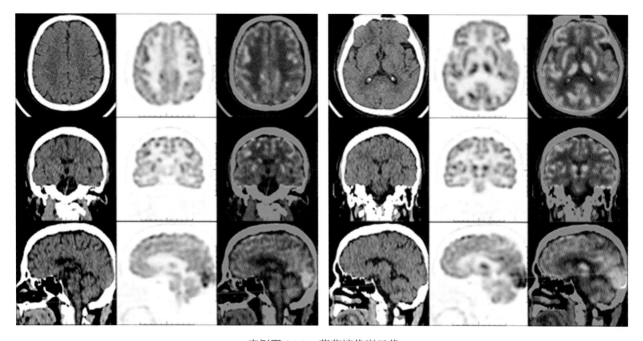

病例图 34-3　葡萄糖代谢显像

检查意见：脑部葡萄糖代谢大致如常，结合多巴胺转运蛋白及多巴胺 D_2 受体显像，符合帕金森病表现。

最终临床诊断

患者简易精神状态量表（MMSE）评分 30 分，蒙特利尔认知量表（MoCA）评分 28 分，头颅 MRI 检查正常，根据患者多巴胺转运蛋白、多巴胺 D_2 受体及脑葡萄糖代谢显像结果，帕金森病诊断明确。

病例相关知识及解析

帕金森病（Parkinson's disease，PD）是一种以静止性震颤、肌僵直、运动迟缓及姿势步态异常等为主要临床表现的神经系统变性疾病，左旋多巴治疗有效。病理改变以黑质致密部突触核蛋白沉积和多巴胺神经元丢失为特征。现在发现 PD 的病理改变不仅仅局限在黑质致密带，而是累及全身广泛的神经系统。2003 年，德国 Braak H 提出帕金森病的病理变化分为 6 期，PD 的发病是从延髓或嗅球向皮质发展，帕金森病典型的运动症状发生在第 3 期以后，而临床诊断多落后于病理诊断。目前帕金森病的临床诊断主要为 2015 年国际运动障碍学会（MDS）的诊断标准，分为两个水平，包括临床确诊 PD 及临床很可能 PD。PD 诊断的先决条件是帕金森综合征的诊断，而诊断帕金森综合征又基于三个核心运动症状，包括静止性震颤、肌僵直及运动迟缓，其中运动迟缓为必备条件。影像学检查可帮助 PD 早期诊断，2015 年在 MDS 的诊断标准中首次将分子神经影像学检查突触前多巴胺能系统功能正常作为 PD 排除标准使用，强调了分子影像学检查在 PD 排除诊断中的重要性。此外，应用 7.0 T 磁共振在体可以显示 PD 患者黑质小体 -1 缺失；黑质超声也可用于辅助 PD，异常黑质强回声增加提示老年人患 PD 的风险明显增加。

^{18}F-FDG PET 所提供的 PD 相关脑代谢网络模式（Parkinson's disease related pattern，PDRP）可作为 PD 影像学诊断的依据，其产生机制与内侧苍白球神经元向丘脑投射神经元的病理性活动增多有关，丘脑接受来自豆状核的抑制性冲动增加而表现为代谢增强；中央前皮质的前额叶运动区以及顶枕部接受的来自丘脑的兴奋性冲动减少，因而表现为代谢减低。因此，^{18}F-FDG PET 显像可作为 PD 诊断和鉴别诊断的良好生物学指标[1]。

多巴胺转运蛋白（DAT）是位于纹状体多巴胺能神经元突触前膜的膜转运蛋白，其主要功能是通过多巴胺神经元释放脉冲后在突触空间重新摄取多巴胺来调节突触空间 DA 的浓度。DAT 功能或密度的改变与多巴胺能神经元数量的变化一致，因此是控制脑内多巴胺水平的重要环节因素。DAT 显像能够评价 DAT 的损害部位、密度及功能，并可以对 PD 患者病情严重程度进行分级[1]。由于 PD 患者黑质纹状体多巴胺神经元的变性脱失伴随突触前膜 DAT 的数量及功能下降[2]，因此纹状体摄取显像剂的减少表明 PD 患者 DAT 功能减低。多巴胺转运蛋白显像剂（^{11}C-β-CFT）可以特异性地结合 DAT 来反映 PD 早期的病理改变，为分析 PD 患者脑内 DAT 分布信息及病情严重程度分级提供了重要应用价值。有研究发现 DAT 减低区域主要位于尾状核及壳核，以壳核中后部为著，这提示 PD 的发展首先是在壳核中后部，然后是壳核头及尾状核[3]。PD 患者在 ^{11}C-β-CFT PET 显像中若出现不对称的壳核后部代谢减缓时，就应考虑有早期黑质纹状体通路损害，^{11}C-β-CFT PET 显像通过在视觉分析的同时进行 ^{11}C-β-CFT 摄取值的分析测量，对于 PD 患者病情严重程度的评估是比较理想的分析指标。

多巴胺能系统功能障碍还可通过多巴胺受体显像显示。^{11}C-Raclopride 是多巴胺 D_2 受体配体的拮抗剂，与配体竞争性结合 D_2 受体，从而反映突触后膜 D_2 受体功能，PD 患者表现与病程及用药情况有关，早期及未用药物治疗前 D_2 受体代偿性上调，可表现为壳核放射性分布增高或无明显变化，晚期及药物治疗后可表现为放射性分布减低。

目前帕金森病的临床诊断仍主要依靠临床、病史及体征，而本病例展示的多模态神经影像学表现解释了其在 PD 早期诊断、分析病程、疗效判断及与其他脑功能性疾病鉴别诊断中的应用前景。

参考文献

［1］ Rinne JO，Ruottinen H，Bergman J，et al. Usefulness of a dopamine transporter PET ligand［（18）F］beta-CFT in assessing disability in Parkinson's disease. Neurol Neurosurg Psychiatry，1999，67（6）：737-741.

［2］ Nurmi E，Ruottinen HM，Bergnmn J，et al. Rate of progression in Parkinson's disease：a 6-[18F] fluoro-L-DOPA PET study. Mov Disord，2001，16（4）：608

［3］ 吴平，林春颖，张慧玮，等. 基于 ^{18}F-FDG PET 显像建立帕金森病脑代谢网络模式. 2013，33（4）：275-278.

（常 燕 王瑞民）

病例 35 多系统萎缩多模态显像

病史及检查目的

患者女性，58 岁，主因"吞咽困难、尿频、尿急 1 年，行动迟缓半年"就诊。患者自述于 1 年前无明显诱因出现吞咽唾沫及食物费力、饮水呛咳，同时出现小便急迫、不能控制、夜尿 5 ～ 6 次，伴尿失禁，并时有头昏。半年前开始出现行动迟缓，表现为系扣子、夹菜动作笨拙，行走速度下降，转弯时身体灵活性下降，偶有睡眠叫喊现象。上述症状逐渐加重，并出现语速变慢、声音低沉、头昏加重，站立时加重明显。头颅 MRI 检查示双侧小脑半球脑沟明显增宽、加深，T2 加权图像显示脑桥"十字征"（病例图 35-1），幕上脑实质未见明确异常信号，DWI 未见异常信号。为进一步诊治，分别行全脑葡萄糖代谢显像、多巴胺转运蛋白显像及多巴胺 D_2 受体显像。

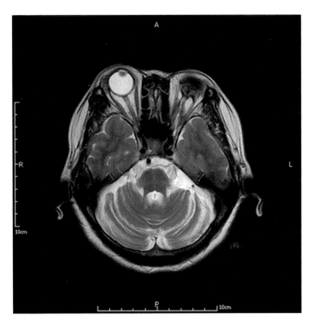

病例图 35-1　头颅 MRI T2 加权像

脑葡萄糖代谢显像

检查方法及影像所见：静脉注射 ^{18}F-FDG 60 min 后行脑部 PET/CT 显像。显像结果示脑显影清晰，中线结构居中，双侧大脑皮质显像剂分布均匀；双侧小脑半球萎缩，显像剂分布弥漫性减低（病例图 35-2）。

检查意见：双侧小脑半球萎缩，葡萄糖代谢明显减低，可能符合多系统萎缩（multiple system atrophy，MSA）-C 型影像表现，建议完善 ^{11}C-β-CFT 转运蛋白显像协助诊断。

多巴胺转运蛋白显像

检查方法及影像所见：静脉注射 ^{11}C-β-CFT 后行脑部 PET/CT 显像（病例图 35-3 和 35-4）。结果示大脑及小脑皮质各叶显像剂分布均匀，双侧尾状核放射性分布大致正常；双侧壳核放射性分布明显减低，右侧为著。

检查意见：双侧壳核多巴胺转运蛋白分布明显减低，右侧为著，结合葡萄糖代谢显像考虑可符合 MSA-C 型影像表现。

多巴胺 D_2 受体显像

检查方法及影像所见：静脉注射 ^{11}C-Raclopride 后行脑部 PET/CT 显像（病例图 35-5 和 35-6）。结果示大脑皮质、小脑及双侧尾状核显像剂分布均匀，右侧壳核显像剂分布较左侧略减低。

检查意见：右侧壳核多巴胺 D_2 受体较左侧略减低，结合多巴胺转运蛋白及葡萄糖代谢显像考虑 MSA-C 型。

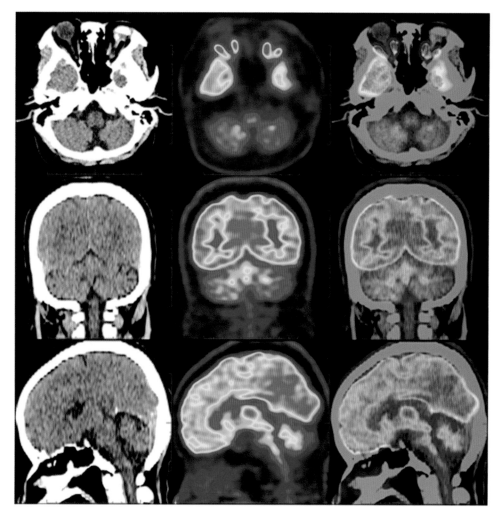

病例图 35-2　脑葡萄糖代谢显像

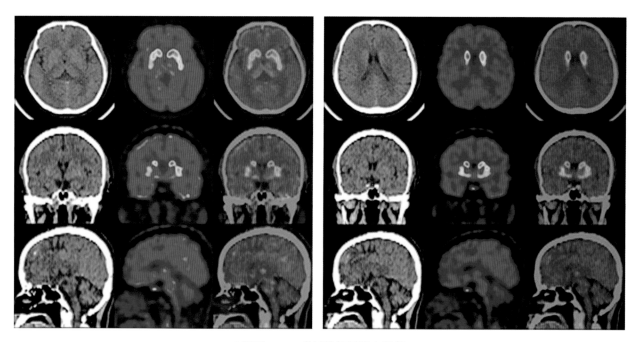

病例图 35-3　多巴胺转运蛋白显像

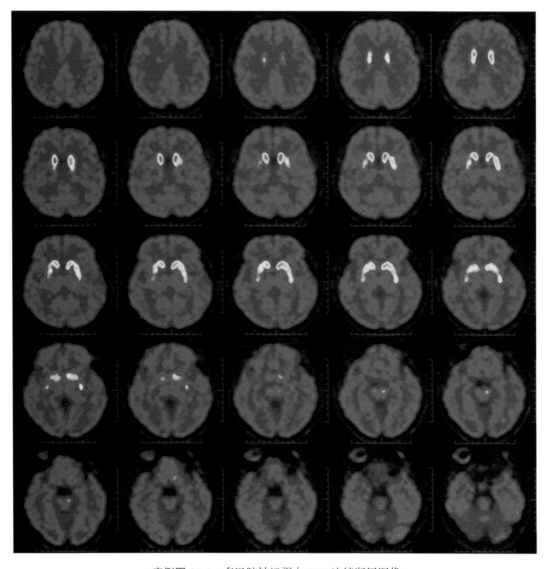

病例图 35-4 多巴胺转运蛋白 PET 连续断层图像

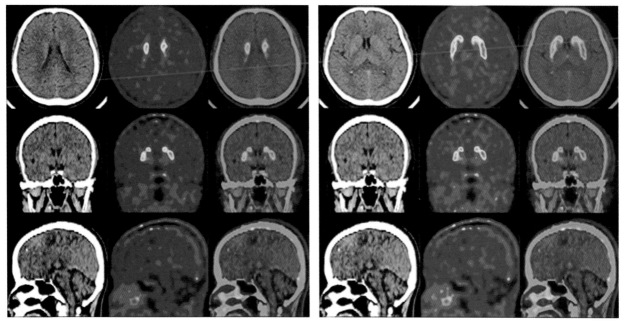

病例图 35-5 多巴胺 D$_2$ 受体显像

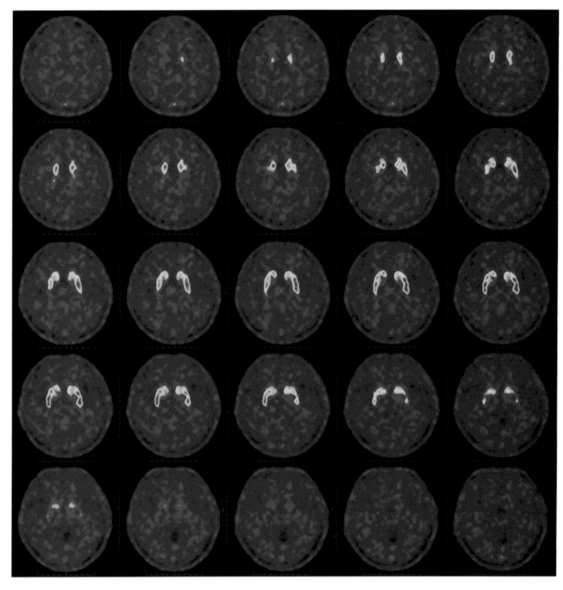

病例图 35-6　多巴胺 D_2 受体 PET 连续断层图像

最终临床诊断

根据患者年龄、临床症状，头颅磁共振、葡萄糖代谢显像、多巴胺转运蛋白显像及多巴胺 D_2 受体显像结果，支持 MSA-C 型诊断。

病例相关知识及解析

多系统萎缩（MSA）是一种中老年起病，以进行性自主神经功能障碍，伴帕金森样症状、小脑性共济失调症状及锥体束征为主要临床特征的神经系统退行性疾病。其发病机制尚不明确，特征性病理改变是用 Gallyas 染色和免疫组化染色或改良的 Bielschowsky 银染法在白质有广泛弥漫的少突胶质细胞胞质内包涵体。临床将 MSA 分为以帕金森样症状为主的 MSA-P 型和以小脑性共济失调症状为主的 MSA-C 型 2 个亚型。MSA-P 型以运动迟缓为主要表现，伴肌强直、震颤或姿势不稳，但帕金森病的搓丸样震颤少见，约 40% 患者对左旋多巴类药物表现为短暂有效，多数患者疗效差。MSA-C 型主要表现为步态共济失调、言语改变伴小脑性构音障碍、肢体共济失调或小脑性眼动障碍，晚期可出现自发性或诱发性眼震，另外常伴有不同程度的排尿困难、直立性低血压、性功能障碍、肌张力增高等多系统损害表现[1]。

在头颅 MRI 检查中，MSA 患者可出现壳核、小脑、脑桥、脑桥臂、延髓及中脑的萎缩，并伴有第四脑室的扩大，T2 加权像可见脑桥"十字形"信号增高影（十字征）、壳核尾部低信号伴外侧缘裂隙状高信号（裂隙征），这些可谓 MSA 相对特异的影像学表现。有研究发现，出现双侧壳核"裂隙征"的 MSA 患者易转归为 MSA-P 型，而以脑桥"十字征"为主要特征的 MSA 患者大多易进展为 MSA-C 型[2]。

在 FDG PET/CT 用于脑功能性疾病的相关研究中，Kwon 等[3]发现 MSA-P 型患者 ^{18}F-FDG 显像主要以两侧壳核代谢减低为主，而 MSA-C 型代谢减低区域集中于小脑、橄榄核和脑干神经核团。Eidelberg 等[4]对 MSA 患者与原发性 PD 患者的脑葡萄糖代谢模式（PDRP）进行研究发现，MSA 患者壳核和小脑 FDG 代谢减低，脑代谢网络表达值明显低于原发性 PD。

^{11}C-β-CFT PET/CT 显像可反映多巴胺转运蛋白（DAT），即突触前神经元合成与释放多巴胺递质的功能。而 ^{11}C-Raclopride 是多巴胺 D_2 受体配体的拮抗剂，与配体竞争性结合 D_2 受体，^{11}C-Raclopride PET/CT 显像可反映突触后膜 D_2 受体功能。王瑞民等[5]曾利用统计参数图（SPM）脑功能处理软件分析 MSA 和 PD 患者头部多模态 PET 成像特点，发现 MSA 及 PD 患者在 DAT PET/CT 成像中均显示两侧壳核放射性分布降低，而在 ^{11}C-Raclopride PET/CT 中 MSA 患者显示两侧壳核放射性分布降低，PD 患者的壳核放射性分布无明显变化；^{18}F-FDG PET/CT 显像中，MSA 患者的减低区主要为两侧小脑、壳核及部分额颞叶，PD 患者则表现为扣带回的代谢减低。因此，联合应用多模态显像技术可极大程度地提高 MSA 诊断的准确性。

参考文献

［1］Peeraully T. Multiple system atrophy. Semin Neurol，2014，34（2）：174-181.

［2］Horimoto Y，Aiba I，Yasuda T，et al. Longitudinal MRI study of multiple system atrophy-when do the findings appear，and what is the course. Journal of Neurology，2002，249（7）：847-854.

［3］Kwon KY，Kim JS，Im KC，et al. Comparison of cerebral glucose metabolism between possible and probable multiple system atrophy. J Mov Disord，2009，2（1）：22-28.

［4］Eidelberg D. Metabolic brain networks in neurodegenerative disorders：a functional imaging approach. Trends Nanrosci，2009，32（10）：548-557.

［5］王瑞民，郭喆，杨晖，等 . 帕金森病与多系统萎缩患者多模态正电子成像统计参数图对比分析 . 中华神经科杂志，2017，50（7）：501-505.

（常　燕　王瑞民）

IV. 脑肿瘤

病例 36　胶质瘤 ^{18}F-FDG PET/CT 显像

病史及检查目的

患者男性，54 岁，主因间断性头痛 4 个月就诊。患者 4 个月前无明显诱因出现左顶枕部头痛，呈间断性跳痛，每天发作频率及持续时间无明显规律，未行诊治。2 个月前出现阵发性全身出汗，2～3 天发作一次，同时出现近期记忆力下降。外院 MRI 检查示颅内占位性病变，我院门诊头颅增强 MRI 示（病例图 36-1）：左侧颞叶见不规则团块，呈稍长 T1 稍长 T2 异常信号影，边界欠清，周围水肿不明显，液体衰减反转恢复（FLAIR）序列呈稍高信号影，弥散加权成像（DWI）呈弥散受限信号，梯度回波（GRE）序列可见病灶内多发异常低信号影，增强扫描病灶内见不规则斑片状及线样强化；磁共振波谱成像（MRS）示病灶内 N- 乙酰天冬氨酸（NAA）峰下降，胆碱（Cho）峰升高。考虑左颞叶占位，胶质瘤可能大。术前 Karnofsky 功能状态（KPS）评分为 80 分。为进一步确定病变性质行 ^{18}F-FDG PET/CT 检查（病例图 36-2）。

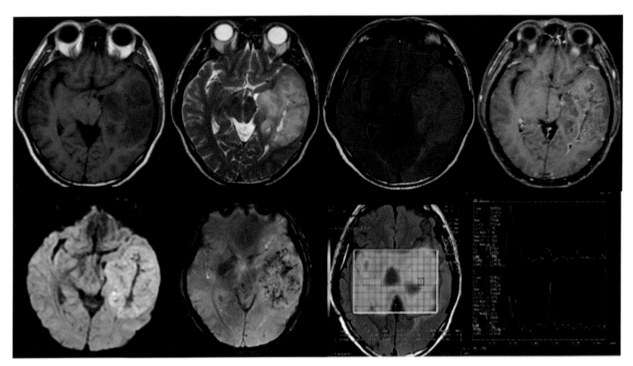

病例图 36-1 患者的头颅 MRI

^{18}F-FDG PET/CT 脑显像

检查所见： 左侧颞叶及脑岛见团片状混杂密度影，其内可见斑点及小斑块状高密度钙化，呈 "簇状" 分布，范围为 4.4 cm×6.5 cm×4.4 cm，边界尚清晰，该区域大脑沟回结构显示不清，其内 ^{18}F-FDG 摄取较白质不均匀性增高（最大 SUV_{max} 为 5.6），但略低于正常脑皮质，对侧皮质为 7.4，邻近脑沟变窄，左侧脑室受压变形，中线结构轻度右偏。余大脑皮质、皮质下核团、小脑及其余部位未见明确异常显像剂分布。

检查意见： 左侧颞岛叶占位呈 ^{18}F-FDG 代谢增高表现，并伴多发钙化灶，考虑少突胶质细胞瘤可能性大。

最终临床诊断

患者随后行颅内肿物切除，术中见肿瘤位于左侧颞叶，灰红色、质软、血供丰富，边界不清，内有钙化。沿肿瘤周边分离，分块全切除，大小约 8.0 cm×5.0 cm×5.0 cm。病理学检查：间变性少突星形细胞瘤（WHO Ⅲ级）。1p/19q 缺失（＋/＋），多倍体率 1q（5%）19p（7%），IDH1/2 突变（＋），TERT 基因突变（＋）。免疫组化：IDH1（＋）、Tubulin（＋）、PTEN（－）、MGMT（±）、P53（±）、Ki-67（阳性细胞 30%～40%）、VEGF（－）、GFAP（＋）、P170（＋）、MMP-9（－）、EGFR（＋）、

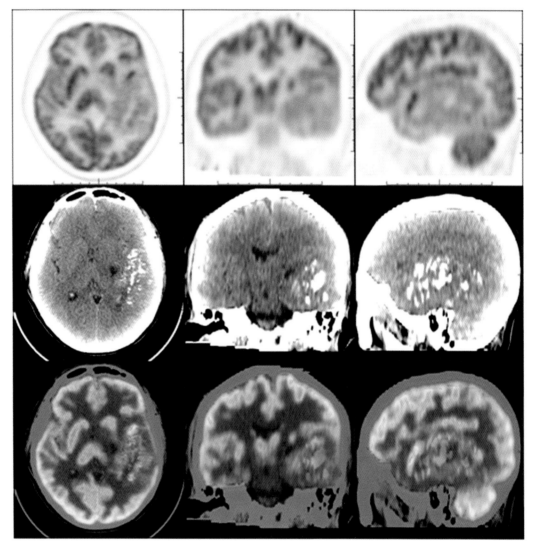

病例图 36-2　患者脑 ¹⁸F-FDG PET/CT

MDM-2（＋）、TOPO-Ⅱ（＋）、GST-π（＋）、Olig-2（＋）。

病例相关知识及解析

　　胶质瘤（glioma）是脑部比较常见的原发性脑肿瘤，包括星形细胞瘤、少突胶质细胞瘤和室管膜瘤。胶质瘤可根据肿瘤具体的分型、部位等分为Ⅰ～Ⅳ级，而肿瘤分级又与患者的预后及治疗方案的选择密切相关。

　　少突胶质细胞瘤多见于中年男性，肿瘤常位于大脑半球皮质或皮质下，以额叶最常见（50%～65%），其次为顶叶、颞叶和枕叶，而颅后窝和脊髓很少发生。肿瘤生长倾向于浸润脑皮质并蔓延至周围脑回，肿瘤内常见钙化，而少见出血、坏死及囊变。该病在头颅 MRI 上表现为 T1WI 呈等或低信号，T2WI 呈高信号，FLAIR 呈不均匀高信号，肿瘤边界较清楚，信号不均匀，DWI 一般无弥散受限信号，T2*GRE 可见肿瘤内钙化呈低信号影，瘤周水肿较轻，可以侵犯邻近颅骨。增强扫描肿瘤呈不均匀强化，肿瘤邻近软脑膜强化很少见。MRS 可见 Cho 峰升高，NAA 峰下降，无脂质或乳酸峰。MR 灌注成像示 rCBV 较低，有时 rCBV 可局灶性增高，类似高级别胶质瘤表现。¹⁸F-FDG 显像中肿瘤放射性摄取与白质接近，¹¹C-MET 脑显像中肿瘤放射性摄取明显增高。WHO Ⅲ级胶质瘤包括间变性星形细胞瘤、间变性少突胶质细胞瘤、间变性少突星形细胞瘤，一般均由同类型的较低级别肿瘤进展恶变

129

而来。实际情况下，含有两种胶质细胞类型的少突星形细胞瘤相对更常见（约50%）。一般低级别的少突星形细胞瘤（WHO Ⅱ级）MRI信号相对较均匀，瘤内坏死、出血，瘤周水肿较少见。当肿瘤细胞有丝分裂活跃、微血管增殖明显并出现坏死时，则进展为间变性少突星形细胞瘤（WHO Ⅲ级），其MRI信号一般较低级别胶质瘤混杂，强化表现多种多样，可无明显强化，也可出现类似胶质母细胞瘤的"花环样"异常强化。但二者之间的MRI信号特征差异并无明显界限，影像学鉴别诊断有时较困难，需要根据最终病理学特征进行诊断。

鉴别诊断应包括其他一些出现多发高密度影的颅内疾病，如肿瘤性病变中的低级别星形细胞瘤、胚胎发育不良性神经上皮肿瘤（DNET）、节细胞胶质瘤、脑实质转移瘤等。通常低级别星形细胞瘤较少出现钙化，多累及脑白质；DNET为边界清楚的皮质内肿瘤，呈皂泡状，一般不强化或轻微强化，儿童和年轻人多见；节细胞胶质瘤多累及颞叶皮质，边界清楚，呈囊+壁结节，钙化常见，临床上多因颞叶癫痫就诊；转移瘤多见于肾癌、小细胞肺癌以及黑色素瘤等，全身扫描多能找到原发灶，而且脑内病灶多较随机地分布在皮髓交界处。此外，还要注意与脑出血、结节性硬化症、结核、寄生虫等非肿瘤性病变鉴别。非肿瘤性脑出血病变摄取 ^{11}C-MET 明显低于肿瘤，结合 MRI 及病史不难鉴别；结节性硬化症发病年龄相对较小，除脑实质内的钙化外，室管膜下的钙化更常见，临床表现以癫痫为主；而累及脑实质的结核瘤摄取 ^{11}C-MET 很低或不摄取，且多同时累及脑膜；寄生虫引起的多发钙化相对较小，多来自我国内蒙古或近内蒙古的东北地区，钙化灶摄取 ^{11}C-MET 很低，结合血清及脑脊液检查不难鉴别。

本例患者中年男性，为少突胶质细胞瘤好发年龄，以间断性头痛4个月就诊，病史相对稍短。头部 MRI 示左颞叶及脑岛占位，提示胶质瘤可能。CT 可见病灶内多发钙化，在排除肿瘤自发出血后，GRE 和 SWI 序列上病灶内可见异常低信号影（为钙化成分），提示肿瘤内含有少突胶质细胞成分的可能性较大。增强扫描病灶内可见不规则强化。DWI 呈弥散受限（高信号），提示病灶内肿瘤细胞密度较高，间接提示肿瘤细胞增殖较活跃；此外，^{18}F-FDG 脑显像可见病灶代谢不均匀增高，而一般少突胶质细胞瘤（WHO Ⅱ级）^{18}F-FDG 代谢程度与脑白质接近，因此，考虑此病灶具有向高级别胶质瘤（WHO Ⅲ级）进展的倾向。经术后病理证实，本例所示左侧颞叶病变为间变性少突星形细胞瘤（WHO Ⅲ级）。

^{18}F-FDG 对中枢神经系统胶质瘤诊断具有一定价值，在判断肿瘤级别（恶性程度）方面可为临床治疗计划的制订提供参考。同时，对于评价患者术后肿瘤复发及辅助治疗效果方面也具有重要临床价值。

参考文献

［1］Ambinder EB，Rowe SP. A case of anaplastic oligodendroglioma with extensive extraneural metastases imaged with FDG PET. Clini Nucl Med，2017，42（12）：968-970.

［2］Karlberg A，Berntsen EM，Johansen H，et al. Multimodal ^{18}F-Fluciclovine PET/MRI and ultrasound-guided neurosurgery of an anaplastic oligodendroglioma. World Neurosurgery，2017，108：e1-e8.

［3］Jansen NL，Schwartz C，Graute V，et al. Prediction of oligodendroglial histology and LOH 1p/19q using dynamic［（18）F］FET-PET imaging in intracranial WHO grade II and III gliomas. Neuro-Oncology，2012，14（12）：1473-1480.

［4］李德鹏，李坤城，马云川，等. 胶质瘤的 ^{18}F-FDG PET 影像分析. 中国医学影像技术，2006，22（6）：941-944.

（赵晓斌 艾 林）

病例 37 脑肿瘤放疗后蛋氨酸显像

病史及检查目的

患者女性，55 岁，主因"脑肿瘤术后 2 年，近期怀疑肿瘤复发"就诊。患者于 2 年前无明显诱因出现右上肢麻木，之后症状加重，并伴言语不利，于当地医院就诊，头颅 MRI 检查发现示左侧额顶交界区占位，后于我院在术中磁共振导航下行左侧额顶叶肿物切除术，术后病理示多形性成胶质细胞瘤，WHO Ⅳ 级，部分血管呈血管瘤样增生伴出血、坏死。术后行放、化疗。近期外院复查头颅 MRI 提示左侧额叶中央区胶质瘤术后复发可能性大。为进一步协助诊断有无肿瘤复发，行脑部蛋氨酸 PET/CT 显像（病例图 37-1）。

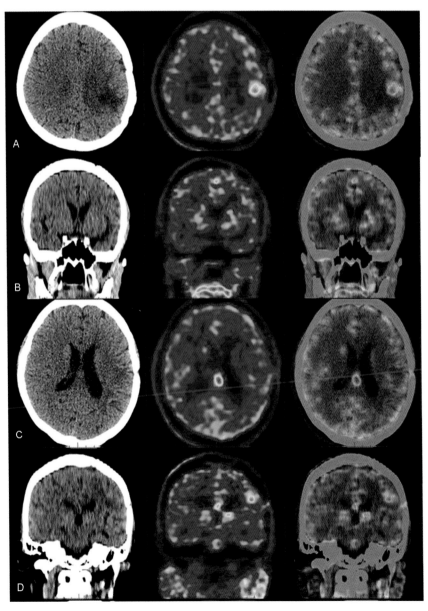

病例图 37-1　患者脑部蛋氨酸 PET/CT 显像

脑蛋氨酸 PET/CT 显像

检查方法及影像所见： 静脉注射 ^{11}C-MET 后行脑部 PET/CT 显像。显像结果示，左侧额叶见片状低密度影，边缘见局灶性示踪剂浓聚灶，SUV_{max} 1.6（病例图 37-1A）；大脑镰见两处局限性示踪剂浓聚灶，SUV_{max} 1.8（病例图 37-1B 和 C）。左侧丘脑显像剂分布较对称略增高，SUV_{max} 1.3（病例图 37-1D）。

检查意见： 左侧额叶片状低密度影边缘局限性高代谢灶，大脑镰两处局限性高代谢灶，以上考虑脑肿瘤局部复发伴大脑镰受累可能性大；左侧丘脑代谢较对侧略增高，不除外受累，密切随诊观察。

最终临床诊断

结合本院颅脑 MRI 检查，左侧额颞叶及胼胝体、左侧侧脑室室管膜下多发强化病灶，考虑复发可能性大。患者随后行左中央区复发胶质瘤切除术。术后左中央区胶质瘤切除标本病理学检查示：（左中央区）胶质细胞增生性病变，部分小灶病变有坏死，血管增生，考虑为高级别胶质瘤。

病例相关知识及解析

多形性成胶质细胞瘤是星形细胞肿瘤中恶性程度最高的胶质瘤。临床上通常将胶质瘤分为 I～IV 级：I 级胶质瘤约占全部胶质瘤的 10%，这类患者如果能够通过神经外科手术的方式予以全切则可以治愈；II 级胶质瘤是一种弥漫性胶质瘤，手术切除之后容易复发，甚至进行放疗和化疗之后仍可能复发，并且有可能进展为 III 级胶质瘤；III 级胶质瘤，危险程度比 II 级更严重，在手术切除、放疗和化疗之后仍可能会复发，部分会进展为 IV 级胶质瘤；IV 级胶质瘤是全部胶质瘤中恶性程度最高的一类，此类患者病情非常严重，即使进行了手术切除、放疗和化疗等综合治疗，平均生存期只有 14 个月左右。

胶质瘤的诊断主要依靠 CT、MRI。MR 分子影像可提供多种成像技术，如磁共振波谱成像（magnetic resonance spectroscopy，MRS）、弥散加权成像（diffusion weighted imaging，DWI）及动脉自旋标记（arterial spin labeling，ASL）灌注成像等，来评估脑肿瘤组织的内部结构及微环境。其中，MRS 可以直观显示肿瘤组织的化学代谢变化，DWI 可以反映肿瘤细胞内分子弥散受限程度，ASL 可以体现脑血管通透性及脑肿瘤的相对血流量[1]。然而，对于治疗后的胶质瘤患者，特别是进行过放疗的患者，MRI 的诊断常遇困难。这是因为放射性脑损伤是胶质瘤放疗后严重的并发症之一，严重者可产生放射性脑坏死（多见于放疗 6 个月后），而放射性脑坏死与脑肿瘤复发在常规影像学表现中具有很大的相似性，均可以表现为逐渐增大的强化灶，周缘水肿带包围，或同时伴有囊性变等，而且在放射性坏死的早期可不出现明显的缺血、坏死表现。PET 显像对于鉴别肿瘤的复发与放射性坏死有一定帮助，但最终诊断还需要通过肿瘤切除术或活检术获取标本进行病理学诊断加以明确[2]。

在 PET 显像中，^{18}F-FDG 是目前临床应用最广泛的显像剂，局部脑组织对 ^{18}F-FDG 的摄取与相应部位的葡萄糖代谢、组织氧化水平、细胞分化或肿瘤恶性程度相关。由于 ^{18}F-FDG 并非肿瘤特异性显像剂，包括肉芽肿在内的炎性病变高摄取、大脑皮质的高摄取以及显示低级别胶质瘤的灵敏度低等限制了其在胶质瘤诊断中的应用[3]。^{11}C-蛋氨酸（MET）是用于肿瘤显像的氨基酸类显像剂，正常脑组织对氨基酸需求量少，呈低摄取，而肿瘤组织生长迅速，蛋白质合成加速，氨基酸需求增加，呈高摄取，将其用于脑胶质瘤显像可明显提高诊断特异性。2016 年神经肿瘤疗效评价（RANO）工作组根据多项临床试验结果制订了氨基酸 PET 显像在胶质瘤诊疗中的临床应用指南[4]。^{11}C-MET 在胶质瘤中的浓聚可能与肿瘤细胞蛋白质合成增加、血脑屏障破坏及血管密度增加有关。相比于 ^{18}F-FDG，^{11}C-MET 在肿瘤间变坏死区的摄取明显降低，而且 ^{11}C-MET 的脑本底摄取低，与肿瘤对比明显，对于术后残留病灶以及放疗后局部复发病灶能提供显著的对比，从而提高靠近脑皮质的低级别肿瘤检出率以及与放射性坏死的鉴别率[5]。本病例展示了 ^{11}C-MET 显像对于发生于手术＋放、化疗后胶质瘤患者复发病灶的检出能力。

参考文献

[1] Fink JR，Muzi M，Peck M，et al. Multimodality brain tumor imaging：MR imaging，PET and PET/MR imaging. J Nucl Med，2015，56（10）：1554-1561.

[2]《中国中枢神经系统胶质瘤诊断和治疗指南》编写组. 中国中枢神经系统胶质瘤诊断与治疗指南（2015）. 中华医学杂志，2016，（7）：485-509.

[3] Chung JK，Kim YK，Kim SK，et a1. Usefulness of ^{11}C-methionine PET in the evaluation of brain lesions that are hypo- or isometabolic on ^{18}F-FDG PET. Eur J Nucl Med Mol Imaging，2002，29（2）：176-182.

[4] Albert NL，Weller M，Suchorska B，et a1. Response assessment in Neuro-Oncology working group and European Association for Neuro-Oncology recommendations for the clinical use of PET imaging in gliomas. Neuro Oncol，2016，18（9）：1199-1208.

[5] Sun J，Cai L，Zhang K，et al. A pilot study on EGFR-targeted molecular imaging of PET/CT with ^{11}C-PD153035 in human gliomas. Clin Nucl Med，2014，39（1）：20-26.

（常　燕　王瑞民）

病例 38　脑膜瘤 ^{18}F-FDG PET/CT 显像

病史及检查目的

患者男性，53 岁，主因"发现头顶部肿物 3 月余"就诊。3 月余前患者发现头顶部肿物，并逐渐增大、局部皮温升高，无波动感及压痛。实验室检查肿瘤标志物未见异常。MRI 检查示右侧顶部见分叶状肿块，呈不均匀稍长 T1、稍长 T2 信号，增强扫描明显不均匀强化，伴粗大"脑膜尾征"，肿块突破硬脑膜生长，侵犯右侧顶骨及邻近上矢状窦，右侧顶叶脑实质受压，影像诊断考虑板障型脑膜瘤可能性大（病例图 38-1）。为进一步了解病灶性质行 ^{18}F-FDG PET/CT 检查。

^{18}F-FDG PET/CT 检查

检查所见：右侧顶部见一软组织密度肿块，呈分叶状，向上侵犯顶骨内外板致溶骨性骨质破坏，边缘清晰呈分叶状；肿块密度与脑实质相等或略高，右侧顶叶脑实质受压移位，大脑镰向左侧移位；^{18}F-FDG PET/CT 显像肿块呈不均匀异常显像剂浓聚，SUV_{max} 11.0（病例图 38-2）。体部 PET/CT 显像未见明确恶性病变征象。

检查意见：右顶部占位呈 ^{18}F-FDG 代谢增高表现，考虑恶性肿瘤，结合 MRI 检查考虑恶性脑膜瘤可能性大。

最终临床诊断

患者随后行肿瘤切除手术。术中见肿瘤部位颅骨受侵袭，缺损约直径 3 cm，边缘不整齐。肿瘤周边硬膜血供丰富，肿瘤质地较韧、血供丰富。肿瘤大部分位于硬膜外，与硬膜关系紧密。肿瘤在硬膜下与中央前回、额上回粘连紧密，部分侵入上矢状窦。显微镜下分块全切肿瘤，受侵袭的上矢状窦壁一并切除。送检组织病理学检查示：（颅内肿瘤）构成于合体状细胞，部分区域细胞密集伴地图样坏死，核分裂象易见，部分区域可见胞质丰富且嗜酸、细胞核浓染的退变细胞，结合免疫组化表型，符合非典型脑膜瘤（WHO Ⅱ级），侵犯颅骨。免疫组化结果：SSTR2（＋），Vimentin（＋），EMA（＋），INI-1（＋），PR（－），Olig-2（－），GFAP（－），S100（－），Ki-67 阳性率局部区域约 5%。

病例图 **38-1** 患者 MRI 检查结果

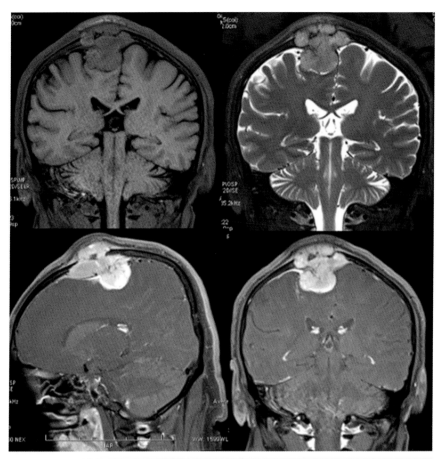

病例图 **38-2** 患者脑部
^{18}F-FDG PET/CT 图像

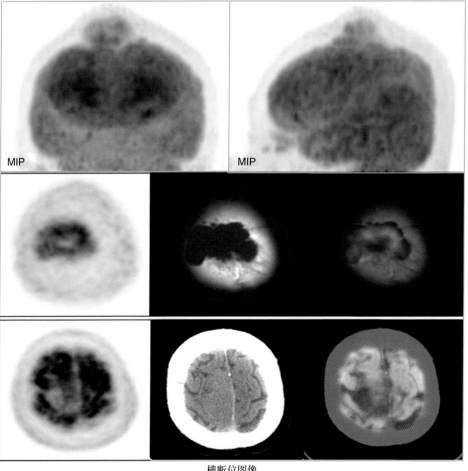

横断位图像

病例相关知识及解析

脑膜瘤（meningeoma）是一种起源于蛛网膜帽状细胞、附着于硬脑膜上且生长缓慢的颅内脑外肿瘤。世界卫生组织将脑膜瘤分为三级：WHO Ⅰ级为良性脑膜瘤，占脑膜瘤的 88% ~ 94%，生长缓慢，手术切除后不易复发；WHO Ⅱ级为非典型脑膜瘤，占 5% ~ 7%；WHO Ⅲ级为间变型脑膜瘤，占 1% ~ 2%。非典型脑膜瘤和间变型脑膜瘤生物学行为不良，属恶性脑膜瘤，侵袭性强、术后易复发，预后较差。

本例患者就定位诊断而言，MRI 及 PET/CT 检查均清楚显示肿块位于脑外，判断依据包括：①肿瘤宽基底与硬脑膜及上矢状窦相邻；② MRI 图像可见 "脑膜尾征" "脑脊液裂隙征" "皮质受压征" 等脑外占位征象；PET/CT 图像可见皮质受压，肿瘤与右侧顶叶间见略高密度线影。有关肿瘤的定性诊断，根据以下特征支持肿瘤为恶性脑膜瘤：①生长速度较快（病史提供）；②肿块呈分叶状，突破硬脑膜生长，侵犯颅骨致溶骨性骨质破坏；③强化 MRI 示肿块血供丰富；④ ^{18}F-FDG PET/CT 示代谢率较高，接近脑皮质水平，SUV$_{max}$ 约 11.0。尽管良性脑膜瘤（WHO Ⅰ级）临床多见，但肿物多呈类圆形，分叶少见，MRI 信号均匀，^{18}F-FDG PET/CT 显像几乎均呈低代谢，即代谢率接近白质水平，与本例不符。非典型脑膜瘤和间变型脑膜瘤具有恶性行为，多表现为高代谢，即代谢水平明显高于白质，接近皮质，本例较符合。所以综合临床、MRI 及 PET/CT 表现，本例能够做出恶性脑膜瘤的诊断。

该例病变看似起源于颅骨，因此应与好发于颅骨的肿瘤进行鉴别，如转移瘤、骨髓源性病变（如骨淋巴瘤、孤立性浆细胞骨髓瘤、嗜酸性肉芽肿）。由于 PET/CT 全身显像未见明确原发灶，一般情况下转移瘤可以除外，同时溶骨性骨破坏的边缘也不符合癌性浸润性破坏。骨原发性淋巴瘤、孤立性浆细胞骨髓瘤、嗜酸性肉芽肿均可表现为溶骨性骨质破坏及软组织肿块。骨原发性淋巴瘤可以呈高代谢，但血供不丰富，多呈中低水平均匀强化。孤立性浆细胞骨髓瘤代谢率与强化程度也达不到本例水平。嗜酸性肉芽肿多见于儿童及青少年，多呈穿凿样骨质破坏及软组织肿块，内可见小片状骨，早期病灶边缘无硬化，晚期病变趋向良性表现，边缘清楚锐利伴骨质硬化，软组织肿块强化多表现为早期边缘强化、晚期中心填充的肉芽肿特征，代谢率在不同阶段表现不一，多呈高代谢。

总之，对于脑膜瘤的定位和诊断，CT、MRI 及其增强技术具有极高的诊断效能，但形态学影像方法对鉴别良性脑膜瘤与非典型、间变型脑膜瘤缺乏特异性，存在缺陷。^{18}F-FDG PET/CT 可以提供脑膜瘤的代谢特点，良性脑膜瘤无代谢或轻微代谢，恶性脑膜瘤高代谢。本例诊断过程体现了综合影像诊断思维，即诊断需综合临床特征以及形态、血供、代谢等多方面信息。

（李大成　王振光）

病例 39　脑转移瘤 ^{18}F-FDG PET/CT 显像

病史及检查目的

患者男性，50 岁，主因 "右上肢活动不利 2 个月" 就诊，MRI 检查发现左侧基底节区占位性病变，考虑转移瘤不除外（病例图 39-1）；近期胸部 CT 示右肺上叶占位，随后在 CT 引导下对肺占位行穿刺活检，术后病理报告：肺组织内见少许异型腺体，结合免疫组化考虑为肺腺癌。为进一步明确肿瘤全身侵犯情况并指导治疗，行 ^{18}F-FDG PET/CT 检查。

^{18}F-FDG PET/CT 检查

检查所见： 右肺上叶后段见一团片状 ^{18}F-FDG 摄取增高灶，SUV$_{max}$ 6.3，CT 相应部位可见软组织密

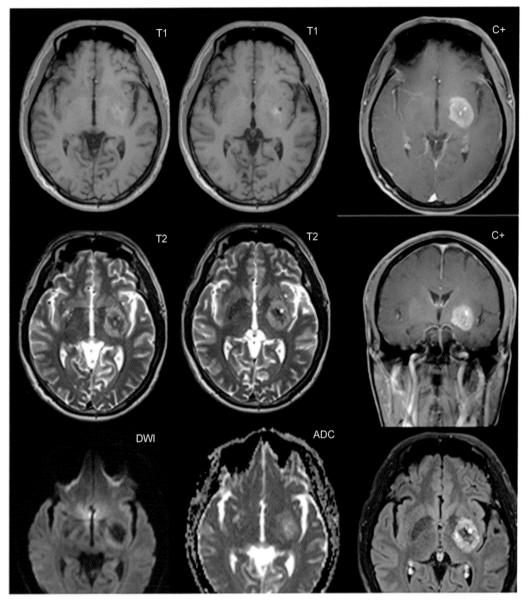

病例图 39-1　患者头颅 MRI

度结节，大小约为 2.1 cm×1.7 cm×2.1 cm，边缘毛糙，周围可见多发毛刺，邻近胸膜受牵拉，双侧肺门及纵隔区域未见明显异常淋巴结显示（病例图 39-2）。脑部左侧近基底节区可见一放射性稀疏区，其周边呈环形 ^{18}F-FDG 摄取增高，SUV_{max} 5.9，相应部位 CT 见一大小约 3.2 cm×2.4 cm×3.1 cm 的稍高密度肿块影，边界欠清晰，其内密度不均；同时左侧大脑半球及右侧小脑半球 ^{18}F-FDG 摄取普遍减低（病例图 39-3）。扫描野内其他区域未见明显异常 ^{18}F-FDG 摄取或结构改变。

　　检查意见：右肺上叶 ^{18}F-FDG 代谢增高结节，考虑肺癌；左侧基底节区 ^{18}F-FDG 代谢增高灶，考虑脑转移可能，但需与颅内原发肿瘤相鉴别；左侧大脑半球及右侧小脑半球 ^{18}F-FDG 摄取较对侧减低，考虑为颅内占位所致交叉性小脑失联络现象。

病例相关知识及解析

　　本例患者肺部病变穿刺提示腺癌，脑内左侧基底节区占位平扫 CT 可见片状高密度影，MRI T1WI 和 T2WI 均见高低混杂信号，提示病变内部存在出血可能，增强扫描病灶可见明显结节状强化，结合病史首先需考虑转移瘤，但病变周围无明显水肿，这与脑转移瘤最具特征性的影像学表现"小肿瘤，大水

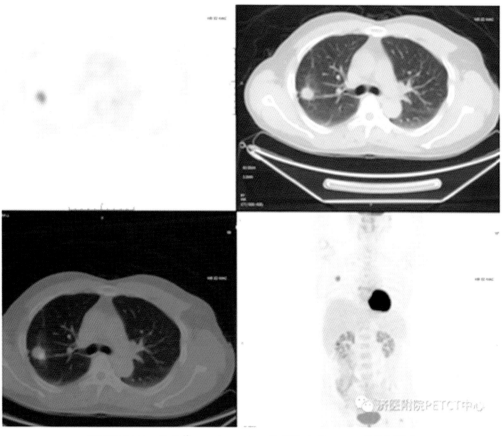

病例图 39-2　患者 ^{18}F-FDG PET/CT 发现肺内 ^{18}F-FDG 高代谢结节

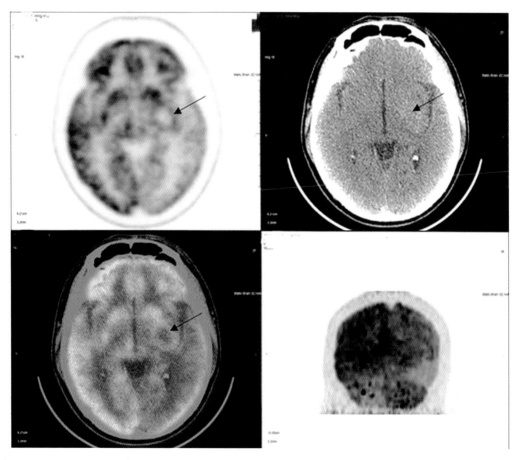

病例图 39-3　PET/CT 示左侧基底节区占位，同时伴左侧大脑半球及右侧小脑半球 ^{18}F-FDG 摄取较对侧减低

肿"不相符。然而，既往有文献报道对于某些特殊区域如基底节、脑干等部位的转移瘤，水肿较轻或无明显水肿[1]，结合腺癌脑转移灶容易并发出血的特点[2]，此患者仍考虑左侧基底节区病变为伴瘤内出血的转移瘤可能性较大，但颅内病变与肺内病变为双源肿瘤的可能性仍不能排除，由于颅内病变不易获得病理诊断，所以关于颅内病变的性质在此不做重点讨论。我们这里关注的是患者出现一侧小脑半球[18]F-FDG 摄取明显低于对侧，这可能是由于肿瘤本身破坏了大脑皮质与小脑的联系通道，导致对侧小脑半球功能抑制，葡萄糖代谢水平减低。

交叉性小脑神经机能联系不能（crossed cerebellar diaschisis，CCD），亦作交叉性小脑性失联络，是指幕上脑组织损害的对侧小脑可出现代谢及血流量减低的现象[3]；本病多由影像学早期发现，由于其没有特定的临床表现，易被临床医生忽略。目前 CCD 的确切发生机制尚不明确，大多数学者认为此现象是由于皮质-脑桥-小脑（cortico-ponto-cerebellar，CPC）通路损伤所致。大脑皮质与对侧小脑半球之间有许多纤维联系，其中最主要的是 CPC 通路，它由皮质到同侧脑桥的纤维和脑桥到对侧小脑的纤维组成。造成此通路损伤的各种脑损害使皮质的兴奋性冲动不能正常经同侧脑桥到达对侧小脑半球的颗粒细胞，从而使对侧小脑半球细胞的活性减低，出现功能抑制，进而引起代谢减低及持续性脑血流量减低。脑内的多种疾病如脑梗死、出血、外伤、癫痫、肿瘤、脑炎及脑积水等累及 CPC 通路时，均可能引起 CCD 现象，其中脑梗死是 CCD 最常见的病因（但仅在部分人中出现）。对脑转移瘤患者[18]F-FDG PET/CT 的研究发现，只有发生在特定脑区的病变才会导致 CCD[4]；而在脑损伤患者中，CCD 的发生与损伤部位相关，额、顶叶皮质、基底节、内囊区病变均可导致 CCD，其中顶叶病变引起的 CCD 最严重，额叶次之，然后为颞叶[5]。研究显示，丘脑在 CCD 发生中具有关键性作用，在 CCD 发生中起到"开关"作用。也有研究认为内囊下肢是 CCD 发生的关键所在，本例肿瘤主体位于左侧基底节区，与后者更符合。

以往认为 CCD 是一过性功能障碍，是完全可逆的。但随着 MRI 的广泛应用，发现部分 CCD 患者可以出现交叉性小脑萎缩（crossed cerebellar atrophy，CCA），提示小脑出现不可逆性损害[6-7]。尽管出现 CCD 的机制仍有待进一步研究，但近年有人认为 CCD 的发生可以作为判断患者预后的指标[7]，因此重视 CCD 现象的发生和转归，对临床治疗及预后评估有一定的临床意义。

参考文献

［1］欧阳汉，周纯武，张红梅，等．肺癌脑转移的 MRI 特点．中华肿瘤杂志，2004，26（5）：315-317.

［2］夏黎明，王承缘．肺癌脑转移的 MR 诊断．同济大学学报，2000，29（5）：464-465.

［3］Miyazaki D，Fukushima K，Nakahara A，et al. Crossed cerebellar diaschisis in status epilepticus. Internal Medicine，2016，55（12）：1649-1651.

［4］张旭，张亚锐，胡莹莹，等．[18]F-FDG PET/CT 对脑转移瘤所致交叉性小脑神经机能联系不能的研究．中山大学学报（医学科学版），2013，34（6）：938-942.

［5］Takasawa M，Watanabe M，Yamamoto S，et al. Prognostic value of subacute crossed cerebellar diaschisis：single photon emission CT study in patients with middle cerebral artery territory infarct. Am J Neuroradiol（AJNR），2002，23（2）：189-193.

［6］Tien RD，Ashdown BC. Crossed cerebellar diaschisis and crossed cerebellar atrophy：correlation of MR findings clinical symptoms，and supratentorial diseases in 26 patients. Am J Roentgenol（AJR），1992，158（5）：1155-1159.

［7］Graffeo CS，Snyder KA，Nasr DM，et al. Prognostic and mechanistic factors characterizing seizure associated crossed cerebellar diaschisis. Neurocrit Care，2016，24（2）：258-263.

（董有文　高建英）

病例 40　颅内表皮样囊肿 ^{18}F-FDG PET/CT 显像

病史及检查目的

患者女性，62 岁，主因"咳嗽、咳痰半年余，加重伴周身不适 10 天"入院。无头晕、咯血、发热、盗汗及消瘦。二便正常。既往支气管炎病史 10 余年，否认手术、外伤史，否认肝炎、结核等病史。实验室检查：血常规、血生化、肿瘤标志物均未见异常。为进一步排除恶性肿瘤行 ^{18}F-FDG PET/CT 检查。

^{18}F-FDG PET/CT 检查

检查所见：左侧颞叶内侧见不规则混杂密度肿块，以脂肪密度为主，跨小脑幕，最大截面约 3.7 cm×1.9 cm，未见明确 ^{18}F-FDG 摄取（病例图 40-1）；第三脑室及侧脑室增宽；脑室及大脑沟回内见多发脂肪密度灶，均未见异常 ^{18}F-FDG 摄取（病例图 40-2）。余大脑皮质各叶放射性分布均匀，未见

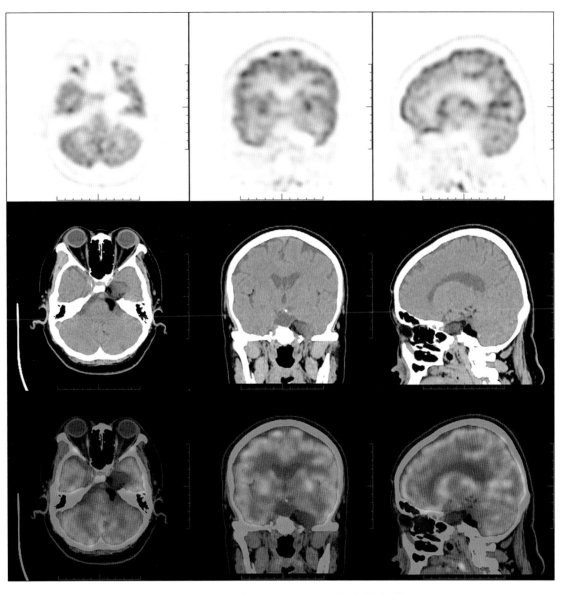

病例图 40-1　脑 ^{18}F-FDG PET/CT 三方位断层图像

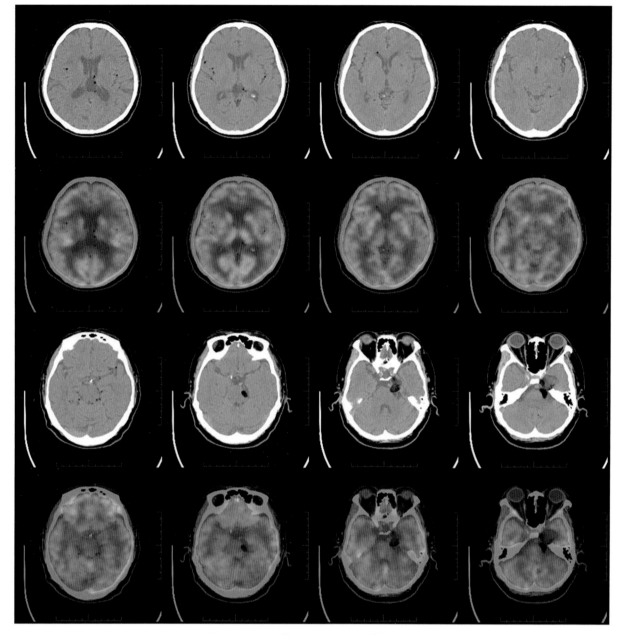

病例图 40-2　脑 ^{18}F-FDG PET/CT 横断面图像

明显异常 ^{18}F-FDG 摄取。扫描野内全身其他部位未见明确占位性病变及异常 ^{18}F-FDG 摄取。

　　检查意见： 头部＋体部 ^{18}F-FDG PET/CT 显像未见明确恶性病变征象；左侧颞叶不规则混杂密度肿块，跨小脑幕，脑室及大脑沟回内多发脂肪密度灶，均未见高代谢；第三脑室及侧脑室增宽；考虑表皮样囊肿伴破裂。

最终临床诊断与随访

　　患者入院后行颅内占位切除手术，术后病理回报：（左侧颅中窝）检材为单纯鳞状上皮碎屑及无结构过角化物，符合表皮样囊肿（病例图 40-3）。

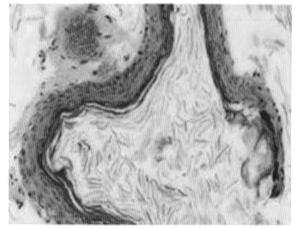

病例图 40-3　颅内占位（HE 染色）镜下见单纯鳞状上皮碎屑及无结构过角化物

病例相关知识及解析

颅内表皮样囊肿或上皮样囊肿（epidermoid cysts，ECS），又称胆脂瘤或珍珠瘤，是一种脑内生长缓慢的良性肿瘤。发病率较低，占全部颅内肿瘤的 0.2% ~ 2.6%。男性发病略多于女性（1.2∶1），发病年龄分布很广，以 20 ~ 50 岁多见。50% 以上的病变发生于桥小脑角区，其次为鞍区、颅中窝、脑室内、大脑纵裂、侧裂、四叠体周围和颅骨板障[1]。颅内表皮样囊肿起源于外胚层，发病原因不明，推测可能由于胚胎发育第 3 ~ 5 周神经管闭合期间，神经组织与外胚层不完全分离使外胚层细胞残留于神经沟内所致[2]，其囊壁含有复层鳞状上皮，囊内含有上皮细胞碎屑、丰富的角蛋白、胆固醇结晶及多量的脂肪组织。表皮样囊肿存在两种形态，其中扁平型形态无规则，肿瘤顺着蛛网膜下腔蔓延，往往呈现"见缝就钻"的特点；团块型常见于硬膜外，多为球形，其密度比较混杂。

颅内表皮样囊肿出生时即存在，但是由于生长缓慢，一般到成年期才出现症状。颅内表皮样囊肿破裂较为少见，自发性破裂是最常见的破裂原因。其主要原因可能是年龄依赖性荷尔蒙的改变引起腺体分泌增多，导致肿瘤快速增长所致；也有学者认为与头部运动，特别是脑组织的搏动有关[3]。破裂后内容物进入蛛网膜下腔和脑室系统，可引起急、慢性化学性脑膜炎，可堵塞导水管引起脑积水。临床症状不具特征性，常见表现包括头痛、癫痫、感觉或运动障碍、短暂性脑缺血发作等，重则昏迷，甚至死亡，部分患者也可无任何症状或体征。

CT 和 MRI 是诊断颅内表皮样囊肿的有效手段。CT 影像表现为边界较清楚、形态无规则性、均匀性低密度影，少数表现出混杂密度，一般增强后无强化，偶尔会出现边缘轻度弧形强化。MRI 显示病灶 T1WI 为高于脑脊液的低信号，T2WI 呈高信号，FLAIR 成像有高有低，一般高于脑脊液信号（病例图 40-4）。在脑室、蛛网膜下腔或脊髓中央管内发现脂肪滴是确诊颅内表皮样囊肿破裂的首要条件。CT 可表现为蛛网膜下腔、脑室内散在低密度影，CT 值介于 −120 ~ 20 HU，但 CT 显示微小脂肪滴不如 MRI。MRI T1WI 脂肪滴呈高信号，与低信号脑脊液和中等信号脑实质形成鲜明对比，是发现脂肪滴的最佳序列，脂肪抑制序列可进一步确定脂肪滴的性质。脂肪滴在脑沟、脑池内积聚较多可形成铸型，在脑室内积聚较多时可形成脂肪–脑脊液平面（病例图 40-5）。表皮样囊肿多不摄取 ^{18}F-FDG，但部分病灶破裂后，若继发炎症或感染时，亦可出现 ^{18}F-FDG 浓聚[4]。

本例患者无明显临床症状，[18]F-FDG PET/CT 显示左侧颞叶内侧不规则混杂密度肿块，以脂肪密度为主，跨小脑幕；脑室及大脑沟回内见多发脂肪密度灶；肿块及脂肪密度灶均未见异常放射性摄取；故考虑为表皮样囊肿伴破裂。值得注意的是，颅内或椎管内查到含有脂肪性物质的肿瘤，也可见于皮样囊肿、畸胎瘤或颅咽管瘤。皮样囊肿含有中胚层和外胚层结构，内可见脂肪、毛发、皮脂腺等；囊壁或肿瘤内可有钙化；多呈圆形，边缘锐利，多位于中线。畸胎瘤含有 2 ~ 3 种胚胎成分，多为不均质的肿块，以实性成分为主，伴有瘤内血管及钙化等，可伴有小囊变，成熟的畸胎瘤可见毛发、骨骼或牙齿。颅咽

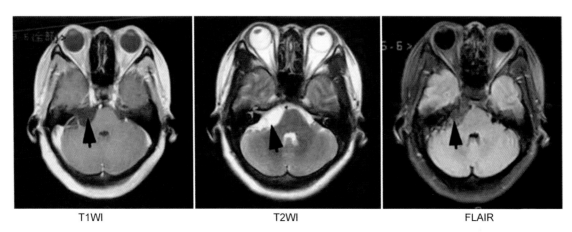

| T1WI | T2WI | FLAIR |

病例图 **40-4** 右侧桥小脑角表皮样囊肿

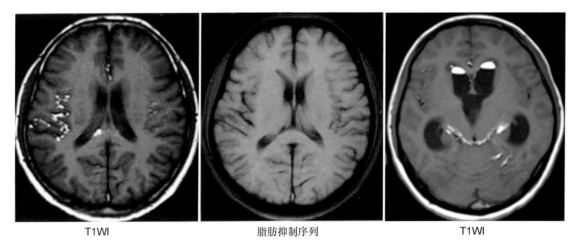

T1WI　　　　　　　脂肪抑制序列　　　　　　　T1WI

病例图 40-5　颅内表皮样囊肿破裂 MRI 影像表现。左、中二图示蛛网膜下腔及侧脑室内见脂肪滴，T1WI 呈高信号，脂肪抑制序列呈低信号；右图示双侧侧脑室前角见脂肪-脑脊液平面

管瘤好发于鞍区，肿瘤有包膜，边界清楚，可伴蛋壳样钙化，肿瘤信号复杂，占位效应明显，增强扫描后肿瘤实性部分呈明显不均匀强化，囊性部分呈弧形或环状强化。

参考文献

［1］施增儒，秦志宏，王中秋 . 脑先天性遗传性疾病 CT、MRI 诊断学 . 上海：上海科学技术文献出版社，1997.
［2］Kaido T，Okazaki A，Kurokawa SI，et al. Pathogenesis of intraparenchymal epidermoid cyst in the brain：a case report and review of the literature. Surg Neurol，2003，59：211.
［3］程敬亮，任翠萍，李树新，等 . 中枢神经系统皮样囊肿和表皮样囊肿破裂的 CT 和 MRI 诊断 . 中华放射学杂志，1998，32（2）：124-126.
［4］Nguyen BD，Mccullough AE . Ruptured epidermal cyst mimicking cutaneous melanoma on F-18 FDG PET/CT. Radiology Case Reports，2008，3（1）：125.

（李　欢　杨　彬　吴新娜　王雪鹃）

V. 脑部炎性病变

病例 41　脑结核 ^{18}F-FDG PET/CT 显像

病史及检查目的

患者女性，35 岁，2 个月前出现味觉丧失、右眼复视、眼裂变窄，不伴发热。头部 MRI 平扫＋增强（病例图 41-1）示：小脑上蚓部、中脑后部、左颞叶、右侧丘脑、右顶叶可见结节状、团块状稍长 T1、长 T2 信号影，局部周围可见片状水肿信号影；DWI 序列未见弥散受限；增强扫描示小脑上蚓部、中脑后部、双额颞顶叶、右侧丘脑、右顶叶、左枕叶、右侧基底节可见多发结节状、团块状强化。考虑：①感染性病变；②转移瘤。既往史及个人史：幼时曾患肝炎，否认手术史、结核病史及接触史。为进一步明确诊断行 ^{18}F-FDG PET/CT 检查。

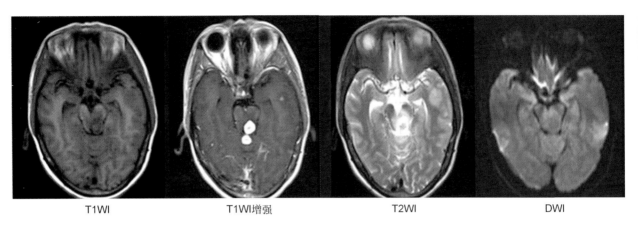

| T1WI | T1WI增强 | T2WI | DWI |

病例图 41-1　患者头部 MRI 平扫＋增强图像

^{18}F-FDG PET/CT 检查

检查所见： 左侧颞叶外侧裂、小脑上蚓部、中脑后部偏左可见多发小结节状及条状显像剂摄取增高灶，SUV_{max} 6.5～9.0，其中 CT 见小脑上蚓部、中脑后部偏左密度减低（病例图 41-2）；该处 PET 图像与 MRI 图像异机融合后显示，MRI 增强扫描示小脑上蚓部、中脑后部、右后叶、左前颞叶多发结节状、团块状强化影，略有 ^{18}F-FDG 摄取（病例图 41-3）；余大脑皮质、皮质下核团、小脑和其余部位未见明确显像剂分布异常。体部 PET/CT 见双肺多发粟粒样微小结节及斑片影，上肺为著，其中部分病灶

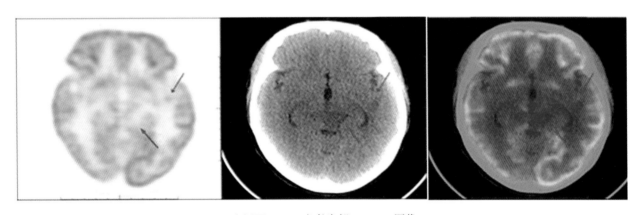

病例图 41-2　患者头部 PET/CT 图像

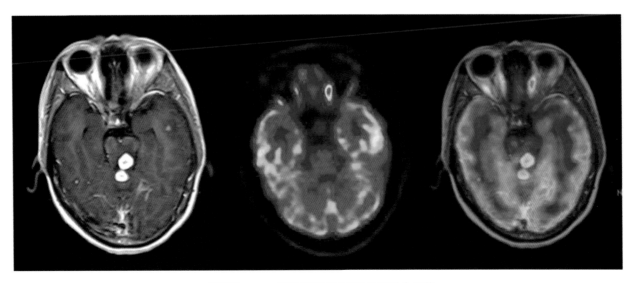

病例图 41-3　患者 PET 及 MRI 异机融合图像

见 ^{18}F-FDG 摄取，SUV$_{max}$ 1.1 ～ 3.0；纵隔（4R、5 区）及左肺门数个显像剂摄取增高的淋巴结，SUV$_{max}$ 2.1 ～ 4.2，短径为 0.5 ～ 0.7 cm，部分淋巴结内可见高密度影；左肾上腺外侧支可见局限性显像剂摄取增高灶，SUV$_{max}$ 6.0，CT 见局部呈结节样增粗，大小为 1.2 cm×1.5 cm（病例图 41-4）。此外，右骶髂关节处可见骨质破坏伴软组织密度影，该区域呈不均匀性 ^{18}F-FDG 高摄取，大小为 2.4 cm×1.1 cm×4.2 cm；L5 及 S1 椎体亦可见不均匀 ^{18}F-FDG 高摄取，SUV$_{max}$ 6.6 ～ 10.3，累及椎体相对缘及椎间盘，CT 见多发混合性骨质破坏（病例图 41-5）。

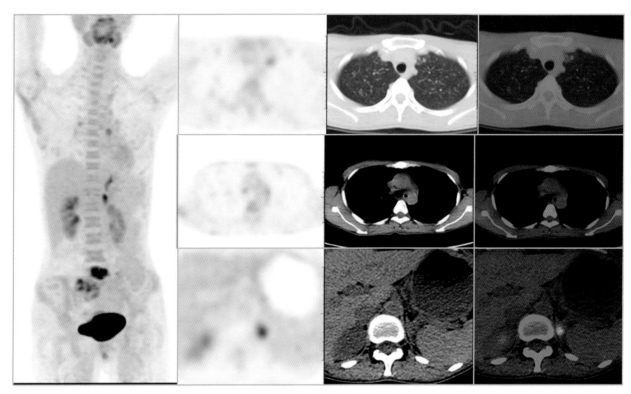

病例图 41-4　^{18}F-FDG PET/CT 发现肺内、纵隔淋巴结及左肾上腺多发 ^{18}F-FDG 代谢增高灶

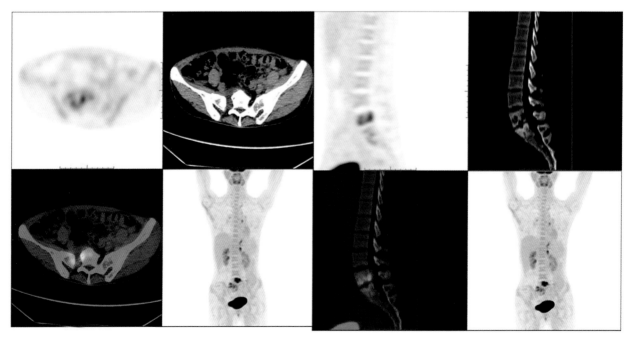

病例图 41-5　^{18}F-FDG PET/CT 发现骨骼病变

检查意见：全身多发葡萄糖代谢增高灶，累及脑、双肺、纵隔和左肺门淋巴结及骨，考虑感染性病变（结核）可能性大，建议完善相关检查。左肾上腺外侧支结节样增粗伴代谢增高，不除外与上述病变同源。

最终临床诊断与随访

该患者随后转入结核病医院就诊，在进一步完善相关实验室检查后，最终诊断为结核感染，并经抗结核治疗后痊愈。

病例相关知识及解析

结核（tuberculosis）是由结核分枝杆菌感染所致，可累及全身多个系统，但主要累及呼吸系统，累及脑的结核并不多见。脑结核表现通常分为结核性脑膜炎和结核瘤。结核分枝杆菌进入蛛网膜下腔，引起增生性脑膜炎，脑（脊）膜变为浑浊肥厚，以脑基底池和鞍上池为著；结核瘤常在脑表浅部位，表现为黄色结节状，质地较硬，中心为干酪样坏死及钙化，结核瘤周围明显水肿。^{18}F-FDG PET/CT 显示活动性结核多表现为高摄取，抗结核治疗后摄取程度减低，因表现无特异性，容易误诊。

本例患者为年轻女性，病史 2 个月，主要表现为"味觉丧失、右眼复视、眼裂变窄"等脑神经受累的症状。MRI 提示脑内多发异常信号伴强化，无弥散受限；CT 提示等、稍高及低密度灶；PET 表现为部分葡萄糖代谢略高，提示感染或转移瘤。但体部检查该患者无明显提示原发肿瘤的征象，因此转移性肿瘤的机会不大，结合肺内微结节及斑片影呈代谢增高表现，骨质破坏伴椎间盘、椎旁软组织受累，应首先考虑结核感染。

就脑部影像表现而言，尚需要与其他一些感染进行鉴别，如脑囊虫、脑脓肿和真菌感染。脑脓肿的征象与病程演变有关，较多见的是环形摄取增高灶，囊壁摄取程度可以与灰质相当，囊内容物多摄取很低或无摄取，细致观察周围的脑回摄取会略增高，MR 的 DWI 示囊内容物弥散受限明显，可作为诊断较有把握的征象。脑实质型囊虫在 CT 上多能看到密度略高的头节，囊外壁光滑，摄取程度略高于白质而明显低于灰质，有时可形成大囊，内部常可见分隔，隔膜摄取略高于白质。真菌主要病原为念珠菌、曲霉菌和隐球菌等，累及脑实质的真菌感染引起肉芽肿、脑脓肿、脑膜炎等，肉芽肿型真菌感染为沿血管周围间隙伸入实质内的条块状摄取增高灶，程度可以与灰质相当。上述感染性疾病常需要结合血清及脑脊液检查才能确定诊断。

结核是一种可导致全身多部位受累的感染性疾病，以肺受累最常见，当累及肺外，特别是遇到以出现肺外表现而首诊的患者，往往不易做出诊断，PET/CT 可通过大视野成像观察有无其他部位的受累，如辨识度相对较高的肺部受累或具有一定特征的骨骼受累，来寻找诊断线索，进而最终明确诊断。

（赵晓斌　艾　林）

病例 42　脱髓鞘炎性假瘤 ^{18}F-FDG PET/CT 显像

病史及检查目的

患者女性，50 岁，因"言语含糊伴右上肢无力 2 周余"入院。颅脑 MRI 平扫发现左额叶占位性病变，考虑胶质瘤；弥散张量成像（DTI）示左侧额叶病灶区纤维束稍受压向内推移，部分较对侧减少。脑脊液常规＋流式细胞学检查未见异常，结核分枝杆菌涂片、隐球菌墨汁染色均为阴性。血清肿瘤标志物测定示：神经元特异性烯醇化酶（NSE）升高（18.26 ng/ml），CYFRA21-1、CEA、AFP、CA125、CA19-9 均为阴性。为进一步明确颅内占位病变性质，行 ^{18}F-FDG PET/CT 检查（病例图 42-1）。

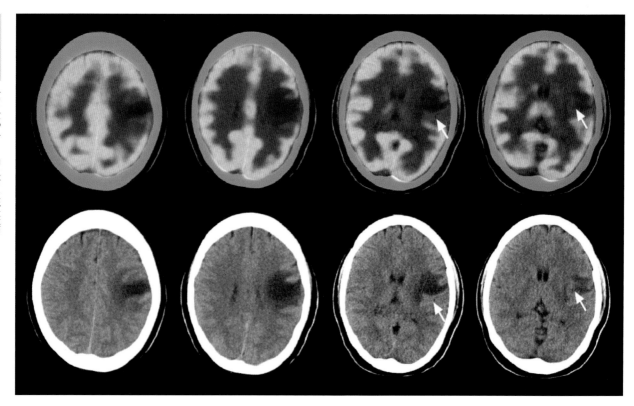

病例图 42-1　患者头部 ^{18}F-FDG PET/CT。左侧额叶占位病变以囊性为主，实性部分以白色箭头表示

^{18}F-FDG PET/CT 检查

检查所见：左侧额叶见一囊实性病变，大小约 4.2 cm×3.8 cm×5.4 cm，以囊性低密度为主，边缘见少许实性成分；PET 显像示肿块实性部分呈轻度 ^{18}F-FDG 摄取，余呈显像剂分布减低区。全身其他部位未见异常 ^{18}F-FDG 摄取或占位性病变。

检查意见：左侧额叶囊实性肿块，实性部分 ^{18}F-FDG 代谢轻度增高，考虑良性病变（低级别胶质瘤可能）。

临床随访结果

患者在 PET/CT 显像后行 MRI 检查，结果示左侧额叶病变区表现为长 T1WI、长 T2WI 占位，并呈开环状强化，结合病史及影像学表现，临床考虑脱髓鞘炎性假瘤可能性大，同时低级别胶质瘤不能排除。予以试验性激素治疗 1 个月后，复查 MRI 示肿块范围较前缩小，无明显强化。出院后继续激素治疗 1 个月，再次复查 MRI，肿块大部分已消失（病例图 42-2）。故脱髓鞘炎性假瘤诊断成立。

病例相关知识及解析

脱髓鞘炎性假瘤（tumefactive demyelinating lesion，TDL）是位于中枢神经系统、由免疫介导的脱髓鞘病变的一种特殊类型，以神经纤维髓鞘破坏、脱失为主要病理特征，发生于脑白质区，脑皮质亦可受累，脊髓罕见。具体发病机制尚不明确，近年研究表明 TDL 是介于多发性硬化和急性播散性脑脊髓炎之间的类型。病灶可以是单发、多发或者双侧大脑均受累，以额叶最常见。与胶质瘤相比，大部分 TDL 患者的症状和体征更加严重，主要有头痛、言语模糊、肢体无力，部分出现神经精神症状，如记忆力下降、冷漠和迟钝。脑脊液检查显示颅内压、蛋白含量、细胞计数通常正常或轻度升高，部分病例可能有寡克隆带的轻-中度升高。

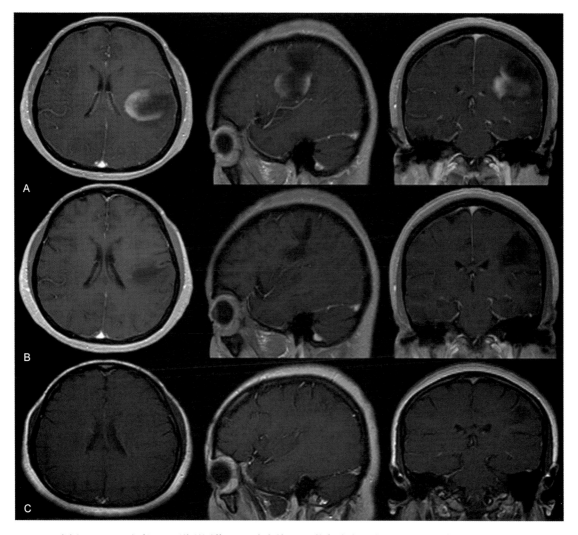

病例图 42-2 患者 MRI 增强图像。**A**.治疗前；**B**.激素治疗 1 个月后；**C**.激素治疗 2 个月后

根据形态学特征，影像上将 TDL 分为以下四种类型[1]。①弥漫浸润型：边界不清，不均匀强化，T2WI 上表现为弥漫浸润的生长方式；②环型：呈圆形、类圆形，强化为闭环或开环状；③巨囊型：MRI 表现为边界清晰的长 T1WI、长 T2WI 的巨大囊性占位，可以从半球白质区扩展到皮质区，增强后呈环形强化；④同心圆型：在任意 MRI 序列上，多个同心环样的病变或 2 种以上的信号条带交替出现构成 TDL 占位。

TDL 在 CT 平扫呈低密度或等密度，MRI 通常为长 T1WI、长 T2WI，显示的范围较 CT 更大，瘤周水肿常见，但占位效应不明显，水肿带会随病程的迁移减轻或消失[2]。对于急性或亚急性期的 TDL，由于血脑屏障的破坏，强化方式可呈结节状、闭环状、开环状或火焰型等，以开环状的增强方式最具特征，其强化环位于病变白质侧，代表活动性病灶，未强化部分朝向皮质侧，中心未强化区域提示慢性炎症。"梳征"是指 MRI 可见垂直于侧脑室的扩张静脉，是 TDL 有别于脑肿瘤的特异征象。经激素治疗后病灶可缩小、消失，是诊断 TDL 的重要参考。

目前国际上尚未对 TDL 诊断达成统一标准。我国于 2017 年推出了《中国中枢神经系统脱髓鞘炎性假瘤的诊断及管理指南》，详细说明了多组诊断条目，其中明确指出 CT 平扫呈高密度及 PET 显像呈高代谢是排除条件[3]。本病例为 50 岁女性，急性起病，主诉为言语含糊伴上肢无力，PET/CT 检查目的是明确脑占位病变性质；PET/CT 图像可见病灶主要位于脑白质区，单发，以囊性低密度为主，实性部分少且呈轻度代谢，瘤周水肿少，无占位效应；MRI 增强显示位于白质区的病灶边缘明显强化，呈

"开环状"。总体考虑倾向于良性病变，但需要与转移瘤、胶质瘤、淋巴瘤、脑脓肿等常见的单发脑占位性病变进行鉴别诊断。

（1）转移瘤：转移瘤多位于大脑皮、髓质交界处，位置浅表，以中、重度水肿多见，占位效应明显，具有"小病灶、大水肿"的特征性表现；因容易坏死、囊变和出血导致肿块密度不均，MRI 增强呈环形强化；^{18}F-FDG 代谢程度可高可低，变化幅度较大（病例图 42-3）。本病例未见明确的原发灶，影像学表现也不太符合，故暂不予考虑。

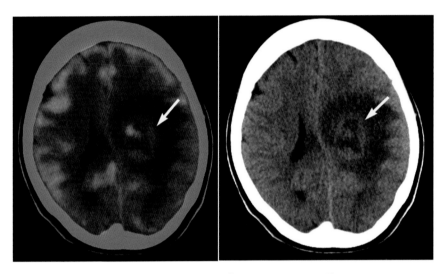

病例图 42-3 脑转移瘤 ^{18}F-FDG PET/CT 图像

（2）低级别胶质瘤：低级别胶质瘤指 WHO Ⅰ～Ⅱ级的神经上皮肿瘤。本病例与低级别胶质瘤的鉴别比较困难，主要原因是低级别胶质瘤大多边界较清楚，部分病灶 CT 平扫为低密度，瘤周水肿及占位效应较轻，^{18}F-FDG 代谢大部分为轻到中度增高（病例图 42-4），与本病例的表现相似。

（3）淋巴瘤：大多数中枢神经系统（CNS）原发淋巴瘤为 B 细胞来源的非霍奇金淋巴瘤，其中弥漫性大 B 细胞淋巴瘤占 90% 以上。淋巴瘤好发于侧脑室周围、胼胝体、基底节等靠近脑中线的部位，在免疫功能正常的患者多表现为边界清楚、密度均匀的孤立占位，出血、坏死少见，CT 平扫呈等密度或高密度；由于血脑屏障被破坏，导致 MRI 增强显著强化；^{18}F-FDG 代谢显著增高（病例图 42-5），研究表明 CNS 淋巴瘤的 SUV_{max} 与其他脑肿瘤有明显的统计学差异[1]，有助于鉴别诊断。

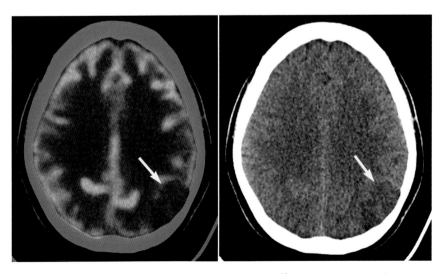

病例图 42-4 少突星形细胞瘤（WHO Ⅱ级）^{18}F-FDG PET/CT 图像

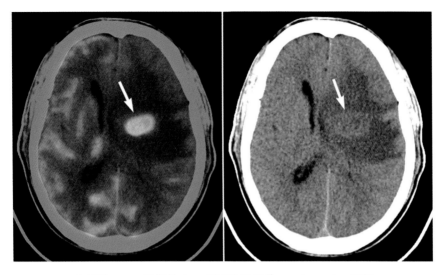

病例图 42-5　弥漫性大 B 细胞淋巴瘤 ¹⁸F-FDG PET/CT 图像

（4）脑脓肿：典型的脑脓肿表现有一定的特征性，中间的脓腔呈水样低密度影，脓肿壁有光滑、完整、均匀、壁薄的特点，可由于成分的不同而分层，包括内层的炎症细胞带、中间层的肉芽肿带及外层的神经胶质层，周围水肿较显著。PET 图像因脓肿壁的摄取呈环形放射性浓聚（病例图 42-6），容易与本例鉴别。

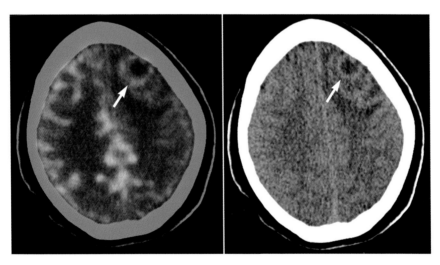

病例图 42-6　脑脓肿 ¹⁸F-FDG PET/CT 图像

参考文献

[1] Seewann A，Enzinger C，Filippi M，et al. MRI characteristics of atypical idiopathic inflammatory demyelinating lesions of the brain：A review of reported findings. J Neurol. 2008，255（1）：1-10.

[2] Claus Koelblinger，Julia Fruehwald-Pallamar，Klaus Kubin，et al. Atypical idiopathic inflammatory demyelinating lesions（IIDL）：Conventional and diffusion-weighted MR imaging（DWI）findings in 42 cases. Eur J Radiol，2013，82（11）：1996-2004.

[3] Neuroimmunology Group of Neurology Branch of Chinese Medical Association，Neuroimmunology，Committee of Chinese Society for Immunology，Immunology Society of Chinese Stroke Association. Corrigendum：Chinese guidelines for the diagnosis and management of tumefactive demyelinating lesions of central nervous system. Chinese Medical Journal，2017，130（15）：1835-1850.

（郑婕铃　缪蔚冰）

副肿瘤综合征脑受累 ^{18}F-FDG PET/CT 表现

病史及检查目的

患者男性，62 岁，主因"双下肢无力 20 天，精神行为异常 12 天"就诊。自述 1 月余前受凉后出现咽部不适、流涕及低热，在当地医院门诊用药（具体不详）后逐渐缓解。但 20 余天前开始出现双下肢无力、走路不稳，同时伴易怒、烦躁、嗜睡等，12 天前出现四肢抽搐、牙关紧闭、心搏骤停，于当地医院就诊，予以胸外按压、气管插管、镇静等抢救措施，约半小时后逐渐恢复。当日头颅 CT 检查未见异常；腰穿示颅内压 210 mmHg，蛋白含量 487 mg/L，白细胞数 $37×10^6$/L。予以抗感染、抗病毒、抗癫痫等治疗数日后，颅内压、蛋白含量及细胞数较前下降，但患者出现低热、大小便失禁，有时胡言乱语、肢体乱动、或哭或笑等精神行为异常，偶有呕吐及头痛。为进一步除外恶性病变并明确病因，行 ^{18}F-FDG PET/CT 显像。

^{18}F-FDG PET/CT 检查

检查所见：右侧海马及海马旁回处可见一沿脑回分布的异常 ^{18}F-FDG 摄取增高影，SUV_{max} 7.2，相应部位 CT 未见明显异常密度改变，周缘亦未见明显水肿（病例图 43-1）。右肺上叶前段可见一 1.8 cm×1.4 cm 结节影，似有浅分叶，呈 ^{18}F-FDG 高摄取表现，SUV_{max} 3.3；右肺门见一 ^{18}F-FDG 摄取增高的肿大淋巴结（病例图 43-2）。扫描野内其他区域未见明显异常 ^{18}F-FDG 摄取或结构改变。

检查意见：右上肺异常高代谢结节影，考虑肺癌可能性大；右侧肺门代谢增高淋巴结，不除外转移；右侧海马及海马旁回处代谢异常增高，考虑炎性病变（边缘性脑炎）。

最终临床诊断

患者入院后完善相关检查，头颅 CT 未见异常；血清学检查示肿瘤标志物 CEA 升高（7.0 ng/ml），铁蛋白升高（419.3 μg/L）。临床考虑右上肺癌伴右肺门淋巴结转移，行肺部肿瘤切除术，术后病理提示右肺上叶小细胞肺癌。

病例相关知识及解析

副肿瘤神经系统综合征（paraneoplastic neurological syndrome，PNS）是一组由肿瘤的远隔效应引起的神经系统损害。因其发病率低，且临床表现缺乏特异性，故很容易误诊。PNS 可累及神经系统的任何部位，如脑、脊髓、周围神经、神经-肌肉接头和肌肉等，按主要累及的部位可分为：①累及中枢神经系统，包括亚急性小脑变性、副肿瘤性脑脊髓炎、副肿瘤性斜视性眼阵挛-肌阵挛及脊髓炎等。②副肿瘤性周围神经病，包括亚急性感觉神经元病、亚急性运动神经病、感觉-运动或自主神经元病等。③累及神经-肌肉接头及肌肉，如 Lambert-Eaton 肌无力综合征、皮肌炎、多发性肌炎及恶病质肌病、坏死性肌病等。临床中最常见的是亚急性小脑变性、边缘性脑炎、感觉神经元病等。

20 世纪 60 年代，Brierley 等和 Corsellis 等首先报道了选择性累及边缘性结构（海马回、钩回、扣带回、杏仁核、下丘脑等）的一类中枢神经系统炎性疾病，称为边缘性脑炎（1imbic encephalitis，LE）。由于最初的病例多伴有小细胞肺癌、乳腺癌以及淋巴瘤等，通常认为 LE 与肿瘤相关，或称之为副肿瘤性边缘性脑炎（paraneoplastic limbic encephalitis，PLE）。起病时多呈急性或亚急性，其临床主要表现为进行性的短时记忆缺失甚至发展为痴呆，伴有癫痫发作，并且有不同程度的小

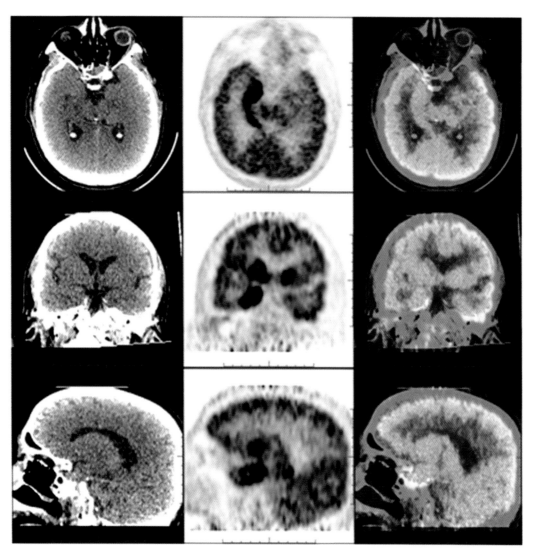

病例图 43-1　患者头部 ^{18}F-FDG PET/CT

脑、脑干等边缘系统外组织受累；脑电图表现为单侧或双侧颞叶的痫性活动病灶，或者出现局灶性或广泛性的慢波；磁共振成像 T1 像显示边缘叶可能出现低密度信号和萎缩，T2 或 FLAIR 像显示在单侧或双侧颞叶内侧异常高信号，强化少见，多数患者可发展为颞叶萎缩，部分患者可发现脑干、丘脑等边缘系统外病灶；PET/CT 不但能够显示全身潜在的肿瘤病灶，而且可以早期发现脑部代谢异常。在 MRI 上出现异常信号前，PET/CT 即可发现边缘结构区高代谢，可为早期治疗提供客观依据。脑脊液检查呈炎性改变，淋巴细胞轻到中度增高，蛋白含量升高，葡萄糖含量正常，常有 IgG 指数升高及寡克隆区带的出现。抗 LGI1 抗体、抗 GABA$_B$R 抗体与抗 AMPAR 抗体相关的脑炎符合边缘性脑炎[1-2]。

　　目前 PNS 的诊断主要依赖于病史及影像学检查，因此存在漏诊和误诊现象，所以神经系统自身抗体的检测对早期诊断 PNS 及其相关肿瘤意义重大，而检测到的相关抗体也为肿瘤筛查提供了线索。对于怀疑 PNS 的患者应尽快查找原发病灶，最好进行全身检查，尤其是肺部检查，女性要注意检查乳腺及盆腔。对于原因不明的进行性神经系统损害的中老年人应警惕 PNS，影像学检查（CT、MRI 或 PET）扫描阴性亦不能排除诊断，要注意定期随访，大部分患者在发现肿瘤前就出现神经系统症状。另外，对

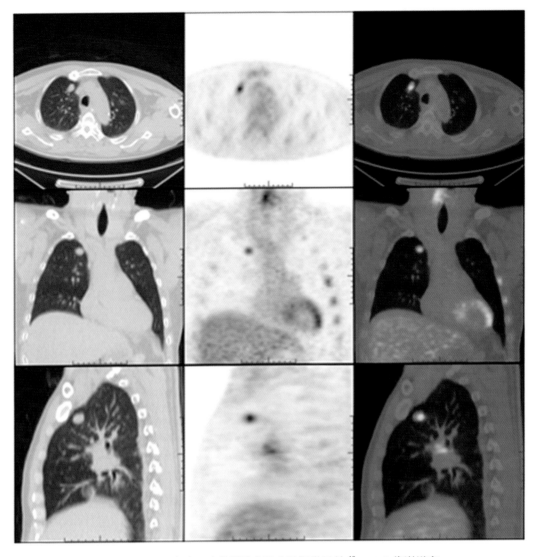

病例图 43-2　右肺上叶前段结节及右肺门淋巴结 ^{18}F-FDG 代谢增高

于肿瘤患者在治疗过程中出现神经系统症状时，在排除药物、营养和放、化疗的影响时，应高度怀疑该病，临床早期确诊对于肿瘤的发现和治疗非常重要。一旦被确诊为 PNS，就要进行抗肿瘤治疗和免疫抑制治疗，提高患者生存期。

参考文献

[1] Bien CG，Elger CE. limbic encephalitis: a cause of temporal lobe epilepsy with onset in adult life. Epilepsy Behav，2007，10（4）：529-538.
[2] Urbach H，Soeder BM，Jeub M，et al. Serial MRI of limbic encephalitis. Neuroradiology，2006，48（6）：380-386.

（常　燕　王瑞民）

VI. 其他

病例 44   脑池显像在低颅压综合征中的应用

病史及检查目的

患者男性，50 岁，主因"头痛 40 余天，发作性头晕 1 个月"就诊。患者 40 余天前洗头后突发枕颈部剧烈疼痛，无头晕、恶心、呕吐，无心慌、胸闷，卧床休息后稍有缓解，站立时头痛重。1 个月前患者出现头晕、视物旋转，伴恶心、呕吐，症状持续约 30 min 自行恢复正常。之后再发作头晕 2 次伴视物旋转，未再有恶心、呕吐，持续 30 ～ 40 min 好转。查体提示病理征及脑膜刺激征阴性，余专科查体未见明显异常。查血常规、生化、弥散性血管内凝血（DIC）初筛、便常规＋潜血、红细胞沉降率、甲状腺功能系列＋甲状腺球蛋白抗体（TGAb）＋甲状腺过氧化物酶抗体（TPOAb）、肿瘤标志物、抗 ENA 抗体等均未见明显异常。头颅 MRI 平扫＋增强：硬脑膜弥漫性增厚强化。行腰穿检查，脑脊液压力为 0 mmH$_2$O（正常值 80 ～ 180 mmH$_2$O），脑脊液常规未见异常，脑脊液生化示总蛋白 82.05 mg/dl（正常值 15 ～ 45 mg/dl），余项未见异常。脑脊液免疫球蛋白 IgG 及 IgA 升高（IgG 75.00 mg/L，IgA 2.02 mg/dl）。脑脊液培养、浓缩查结核分枝杆菌以及脑脊液涂片找新型隐球菌、细菌均未见明显异常。在完善 PET/CT 检查除外肿瘤后，临床诊断考虑为低颅压综合征，为明确是否存在脑脊液漏及其位置，于我科行脑池显像。

脑池显像

检查方法：显像剂注射前，在外耳道放置棉拭子；经腰穿注射 ^{99m}Tc-DTPA 3 mCi 于蛛网膜下腔内；分别于注射后 1 h、4 h 和 8 h 采集前、后位脑池平面像，并于 8 h 同时采集左侧位和右侧位图像（病例图 44-1）；当完成上述平面显像后，随后加做局部 SPECT/CT 断层显像（病例图 44-2）。

检查所见：不同时期图像采集完整。显像剂注射后 1 h 达颈段蛛网膜下腔，于后位像颈段可见一放射性浓聚灶，小脑延髓池显影浅淡；4 h 颅底各基底池、四叠体池、胼胝体池显影浅淡，未见"三叉形"表现，后位像颈段可见一放射性浓聚灶，膀胱可见显影；8 h 可见颅底各基底池、四叠体池、胼胝体池显影，呈"三叉形"表现，后位像颈段可见一放射性浓聚灶，膀胱显影增浓。局部 SPECT/CT 断层显像示：颈 1 ～ 2 椎体水平椎管后方可见放射性浓聚灶，与脑脊液相通，同机 CT 局部可见少量液体密度影。

检查意见：脑池显像阳性提示存在脑脊液漏。结合检查结束后耳道棉拭子未测出放射性，考虑漏口部位位于颈 1 ～ 2 椎体水平。

临床随访结果

患者脑脊液漏诊断明确，神经内科建议进一步手术治疗，但患者表示暂不手术。患者出院后 10 天无明显诱因突发全颅持续性胀痛，休息后无缓解，不伴呕吐、意识障碍及大小便失禁。在家观察数天后，头痛症状较前加重，突发失语，伴神志模糊及呕吐，呕吐物为胃内容物，就诊于我院急诊，查头部 CT 示双侧硬膜下血肿、蛛网膜下腔出血，遂于我院急诊行硬膜下血肿穿刺置管引流术。术后患者神志好转，体征减轻。

病例相关知识及解析

低颅压综合征（intracranial hypotension syndrome，IHS）是侧卧位脑脊液压力低于 60 mmH$_2$O

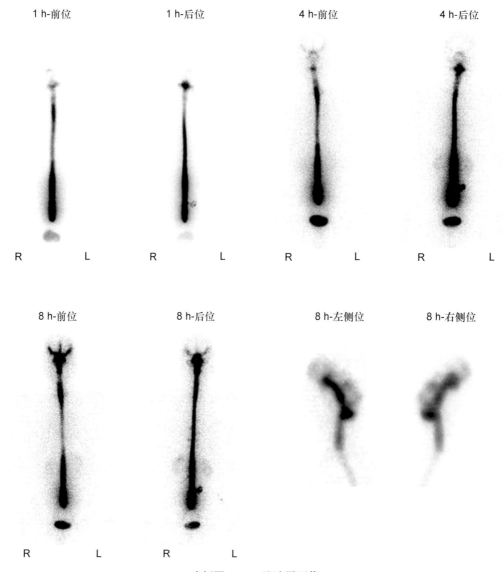

1 h-前位	1 h-后位	4 h-前位	4 h-后位
R　　L	R　　L	R　　L	R　　L

8 h-前位	8 h-后位	8 h-左侧位	8 h-右侧位
R　　L	R　　L		

病例图 44-1　脑池平面像

（0.59 kPa），以直立性头痛为主要特征的临床综合征。病因分为继发性和原发性两种，继发性多为医源性所致，如相关手术后、硬膜或腰椎穿刺后。原发性 IHS 又称自发性低颅压综合征（spontaneous intracranial hypotension，SIH），发病率（2～5）/10 万，发病高峰为 30～50 岁，绝大多数是由脑脊液漏引起。自发性脑脊液漏的原因不明，可能与微小创伤和硬膜结构薄弱相关。漏口常出现于硬膜薄弱的部位，通常位于脊髓水平，特别是胸髓或颈胸交界处。追问病史，绝大多数 SIH 患者有创伤史或结缔组织病史，导致硬膜结构薄弱，甚至有文献报道椎体退变增生形成的骨刺刺破硬膜也会导致脑脊液漏[1]。

脑脊液漏出使得脑脊液容积下降，而脑组织失去脑脊液的浮力作用会出现下垂。脑下垂牵拉痛觉敏感结构可引起直立性头痛，压迫间脑可导致意识改变，牵拉脑神经可导致相应的症状出现。脑脊液容量减少也引起脑膜静脉扩张、静脉容量增加，导致硬膜充血、增厚，同时也引起静脉渗出增加，或扩张静脉脆弱处破裂导致硬膜下积液、血肿，严重时可导致脑疝，以致危及生命。此外，由于跨静脉窦与蛛网膜绒毛静水压同胶体渗透压的改变或因脑膜存在微小漏孔、破裂，可使脑脊液蛋白质含量增高，红细胞计数增加。

临床怀疑 SIH 时，应首先明确有无脑脊液漏的存在，首选的检查方法为头颅 MRI[2]，典型的影像学表现为硬脑膜强化、硬膜下积液、静脉结构充盈、垂体充血及脑下垂。其中，硬脑膜弥漫性增厚强化是该病的特征性表现，阳性率可达 80%。但约有 20% 的患者头颅 MRI 无异常表现，而且头颅

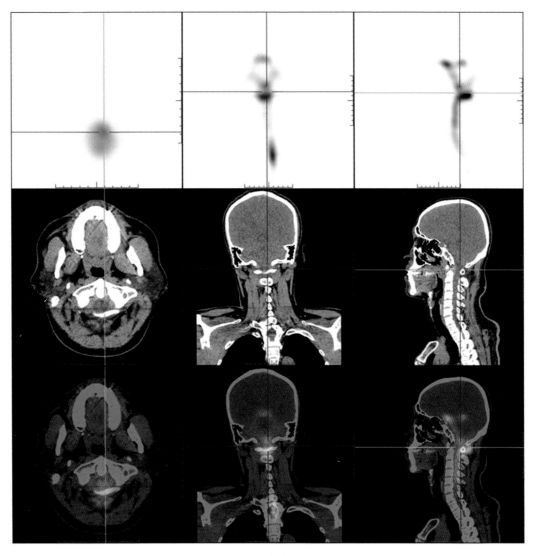

病例图 44-2　脑池 SPECT/CT

MRI 只能对明确是否存在脑脊液漏提供帮助，却无法找到漏口的位置。寻找漏口位置需要依赖脑脊液造影检查，目前 CT、MR 技术均可实现脑脊液造影。计算机断层脊髓造影术（computed tomography myelography，CTM）和 MR 鞘内钆造影（gadolinium MR myelography，Gd-MRM）通过腰穿向蛛网膜下腔注入水溶性含碘造影剂或 Gd-DTPA，并在患者体位配合后采集图像，从而发现漏口位置。然而，由于 SIH 患者脑脊液的渗漏往往是间歇性的，所以经常需要多次检查才能确定渗漏点，这不仅会增加辐射剂量，而且需要反复进行腰穿，造成操作上的困难，甚至增加漏点、加重病情。相比以上两个检查方法，脊髓 MR 水成像具有无创、高分辨率且无辐射的优点，特别适用于 CTM 中未发现漏口且伴有脊膜憩室和硬脊膜扩张的患者，已成为目前寻找脑脊液漏的首选检查[1]。然而，仍然有约 30% 的患者通过上述检查无法找到脑脊液漏口，可能是由于脑脊液间歇性的漏出，或者漏出的量很少，目前的显像技术无法探测到。

　　脑池显像通过腰穿向蛛网膜下腔内注入放射性核素标记的 DTPA，之后在注药后 1 h、4 h、8 h 进行前、后位和侧位脑脊液显像，必要时可进行 24 h 甚至更久的延时显像。注药前在鼻道、耳道及可疑部位放置棉拭子还可以帮助寻找漏口位置。^{99m}Tc 和 ^{111}In 都是常用来标记的放射性核素，两者各具优势，前者生产简便容易获得，而后者半衰期较长，可以进行 72 h 延时显像。在脑脊液漏的定位诊断方面，与 CTM 和 Gd-MRM 比较，其优势在于，脑池显像一次腰穿完成注药后，可进行多次显像，且不会增加额外的辐射剂量。正常人于注药后 1 h 见小脑延髓池显影，3 ～ 6 h 后各基底脑池相继显影，呈向上的三叉形，其底部为基底脑池和四叠体池，中央为胼胝体池，两侧为外侧裂池，其间空白区为侧脑室。24 h 各基底池影消失，放射性向大脑凸面集中，形如伞状，以上影像两侧基本对称。脑脊液漏的直接证据是蛛网膜下腔外有放射性核素聚集；间接证据包括：①示踪剂整体上升速度减慢；②双肾和膀胱在 4 h 以内过早显影（由于漏出的示踪剂通过硬膜外静脉丛重吸收入血液循环）；③ 24 h 显像大脑表面的放射性活度降低（低颅压的间接征象）。本病例直接证据及间接证据均存在。在有低颅压症状的患者中，约有 50% 的患者可以在椎体神经根部位探测到一点甚至多点放射性漏出[3]。

大多 IHS 数患者经过保守治疗可以康复，包括卧床休息、口服或静脉补液等，如保守治疗失败，可以进行自体血补片或纤维蛋白胶补片疗法，也可以进行外科手术干预治疗。对 SIH 的患者应密切观察、随访，及时纠正低颅压，若并发硬膜下血肿，则需积极行引流术治疗。

综上所述，SIH 是由颅内压降低导致的以直立性头痛为主要特征的临床综合征，绝大多数由脑脊液漏造成，主要影像学表现为增强 MRI 上硬脑膜弥漫性强化。定位诊断在其治疗中起到至关重要的作用，脊髓 MR 水成像是目前临床首选检查，而脑池显像作为其补充检查，在检出间歇性脑脊液漏的诊断中起到重要作用。

参考文献

［1］Amrhein TJ，Kranz PG. Spontaneous intracranial hypotension：imaging in diagnosis and treatment. Radiol Clin North Am，2019，57（2）：439-451.

［2］Lin JP，Zhang SD，He FF，et al. The status of diagnosis and treatment to intracranial hypotension，including SIH. J Headache Pain，2017，18（1）：4.

［3］Novotny C，Pötzi C，Asenbaum S，et al. SPECT/CT fusion imaging in radionuclide cisternography for localization of liquor leakage sites. J Neuroimaging，2009，19（3）：227-234.

（王　昱　杨吉刚）

病例 45　脑血流灌注显像诊断脑死亡

病史及检查目的

患儿男性，3 岁，1 月余前因上呼吸道感染间断服用多种药物，包括抗生素、抗病毒药物，呼吸道症状好转，后出现皮肤、尿色发黄，实验室检查提示肝功能异常，病毒性肝炎、自身免疫性肝炎等相关实验室检查均为阴性，患儿于诊疗过程中出现意识障碍，病情危重。查体呈深昏迷状态，格拉斯哥昏迷评分（Glasgow coma score，GCS）3 分，双侧瞳孔等大等圆固定，直径 5 mm，对光反射消失。临床诊断为急性肝衰竭（药物性肝损害？），肝性脑病（Ⅳ期）。患者经保肝降胆、降氨治疗，床旁血液滤过治疗，肝功能未见好转，血氨稍下降，持续深昏迷，呼吸机辅助通气状态。为评估患儿脑血流灌注情况，行核医学 99mTc-ECD SPECT/CT 脑血流灌注显像。

99mTc-ECD 脑血流灌注显像

检查方法及所见：注射药物后即刻行前位平面像连续动态采集（即血流相，每帧 1 s，共采集 300 帧），结果示脑实质内未见放射性明显分布（病例图 45-1）。随后行头部 SPECT/CT 断层显像（病例图 45-2），

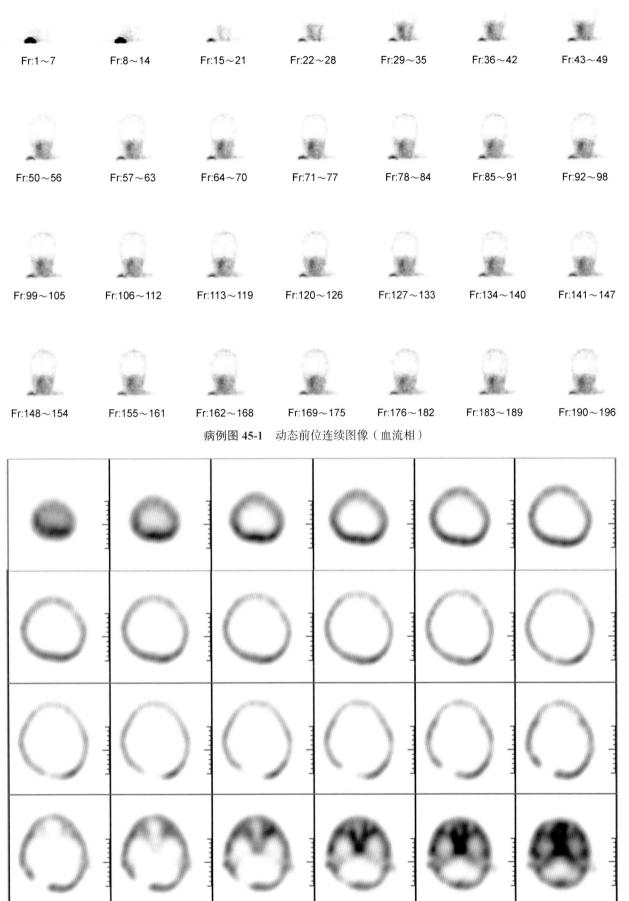

Fr:1～7	Fr:8～14	Fr:15～21	Fr:22～28	Fr:29～35	Fr:36～42	Fr:43～49

| Fr:50～56 | Fr:57～63 | Fr:64～70 | Fr:71～77 | Fr:78～84 | Fr:85～91 | Fr:92～98 |

| Fr:99～105 | Fr:106～112 | Fr:113～119 | Fr:120～126 | Fr:127～133 | Fr:134～140 | Fr:141～147 |

| Fr:148～154 | Fr:155～161 | Fr:162～168 | Fr:169～175 | Fr:176～182 | Fr:183～189 | Fr:190～196 |

病例图 **45-1**　动态前位连续图像（血流相）

病例图 **45-2**　横断位 SPECT 连续断层图像

脑实质（大脑、小脑、脑干）仍未见明确放射性分布影，同机 CT 显示脑沟、脑回模糊、显示不清，脑室变窄，脑池结构显示不清；脑实质密度弥漫减低，双侧大脑半球为著（病例图 45-3）。

检查意见：^{99m}Tc-ECD SPECT/CT 脑血流灌注显像显示脑实质血流相、灌注相未见放射性分布影，考虑脑血流灌注显著降低，高度提示脑死亡可能。

病例相关知识及解析

全脑死亡的定义是 1968 年由哈佛大学医学院首次提出，研究认为脑死亡是包括脑干在内的全脑功能丧失的不可逆状态。临床医学中脑死亡的定义和诊断标准一直存在争议，在婴幼儿及儿童中做出判断的条件尤为严苛。2011 年美国婴幼儿和儿童脑死亡判定指南提出的临床诊断标准需满足以下条件：已知原因的不可逆的昏迷；脑干反射消失；呼吸停止；肌张力弛缓，无自发性和反射性活动；以上条件需经 2 名不同的主治医师、间隔 12 h 以上的 2 次判定来确认[1]。

准确做出脑死亡的诊断向来是困难的，一些辅助检查可帮助临床医生做出判断，一类是脑电生理检查，另一类是脑血流灌注检查，如脑血管造影显示 4 条脑血管无脑血流灌注则可诊断为脑死亡。但脑血管造影操作本身为有创性，在婴幼儿中实施起来比较困难。通过放射性核素脑血流灌注显像进行脑血流量测定是一种安全、易行的检查，对婴幼儿、儿童适用，是诊断婴儿和儿童脑死亡的最常用方法。

脑血流灌注显像的原理是：分子量小、电中性且具有脂溶性的脑血流灌注显像剂可以通过正常的

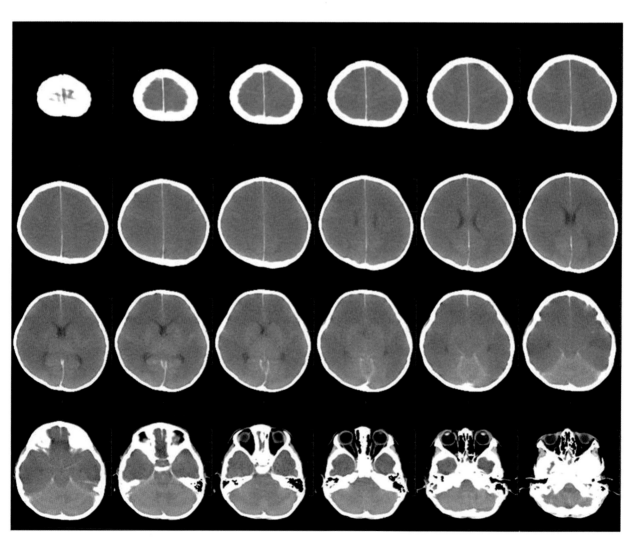

病例图 45-3 横断位 CT 连续断层显像

血-脑屏障，随后会在酶的作用下发生水解、脱羧，失去电中性或发生构型转化等，因此，不能反向通过血-脑屏障从而滞留在脑组织和脑细胞内，这些显像剂的分布情况与局部脑血流量（regional cerebral blood flow，rCBF）和脑细胞功能的状态有关。常用显像剂包括 ^{99m}Tc-ECD、^{99m}Tc-HMPAO 等。通过获得动态和静态图像，不仅观察了脑血管血流情况，还观察了脑组织的灌注情况，还可进行断层显像鉴别头皮、颈部软组织、腮腺等部分的放射性浓聚，提高诊断准确性。

目前国内外对脑血流灌注显像在婴幼儿及儿童脑死亡诊断中应用的研究较为有限。国外指南总结了来自所有年龄组的 681 名疑似脑死亡儿童的 12 项研究的脑血流量（CBF）数据，发现 86% 的患儿 CBF 停止，并且在进行一次以上检查的患儿中并未发现结果的改变。Munari 等的研究证实了 SPECT 脑血流灌注在脑死亡诊断中的可靠性，并且由于检查是无创的，它是血管造影的一个很好的候选[2]。国内一项研究显示 62 例疑似脑死亡患儿中 80.5% 脑血流灌注显像脑内未见放射性分布，而 19.5% 的患者脑血流灌注显像示脑内可见少量放射性分布，但最终全部脑死亡。由此可见，当脑血流灌注显像脑内未见放射性分布时，可提示为脑死亡，而少量的放射性分布亦不能排除脑死亡或短期进展为脑死亡的可能[3]。

应注意的是，包括脑血流灌注显像在内的所有辅助检查手段并非诊断脑死亡的必备项目，均不能代替神经检查。当神经检查结果无法确定、由于患者身体状况未能完成检查或怀疑受到药物干扰时，可以考虑应用辅助检查。脑血流灌注显像作为一种安全、易行的检查方法，在诊断脑死亡（特别是婴幼儿和儿童脑死亡）中的应用价值应受到重视。

参考文献

［1］Nakagawa TA，Ashwal S，Mathur M，et al. Guidelines for the determination of brain death in infants and children：an update of the 1987 Task Force recommendations. Crit Care Med，2011，39：2139-2155.

［2］Munari M，Zucchetta P，Carollo C，et al. Confirmatory tests in the diagnosis of brain death：comparison between SPECT and contrast angiography. Crit Care Med，2005，33：2068-2073

［3］杨吉刚，庄红明 . 儿童脑死亡患者脑血流灌注显像特点 . 中国医药导报，2012，09（15）：165-167.

（张抒欣 阚 英）